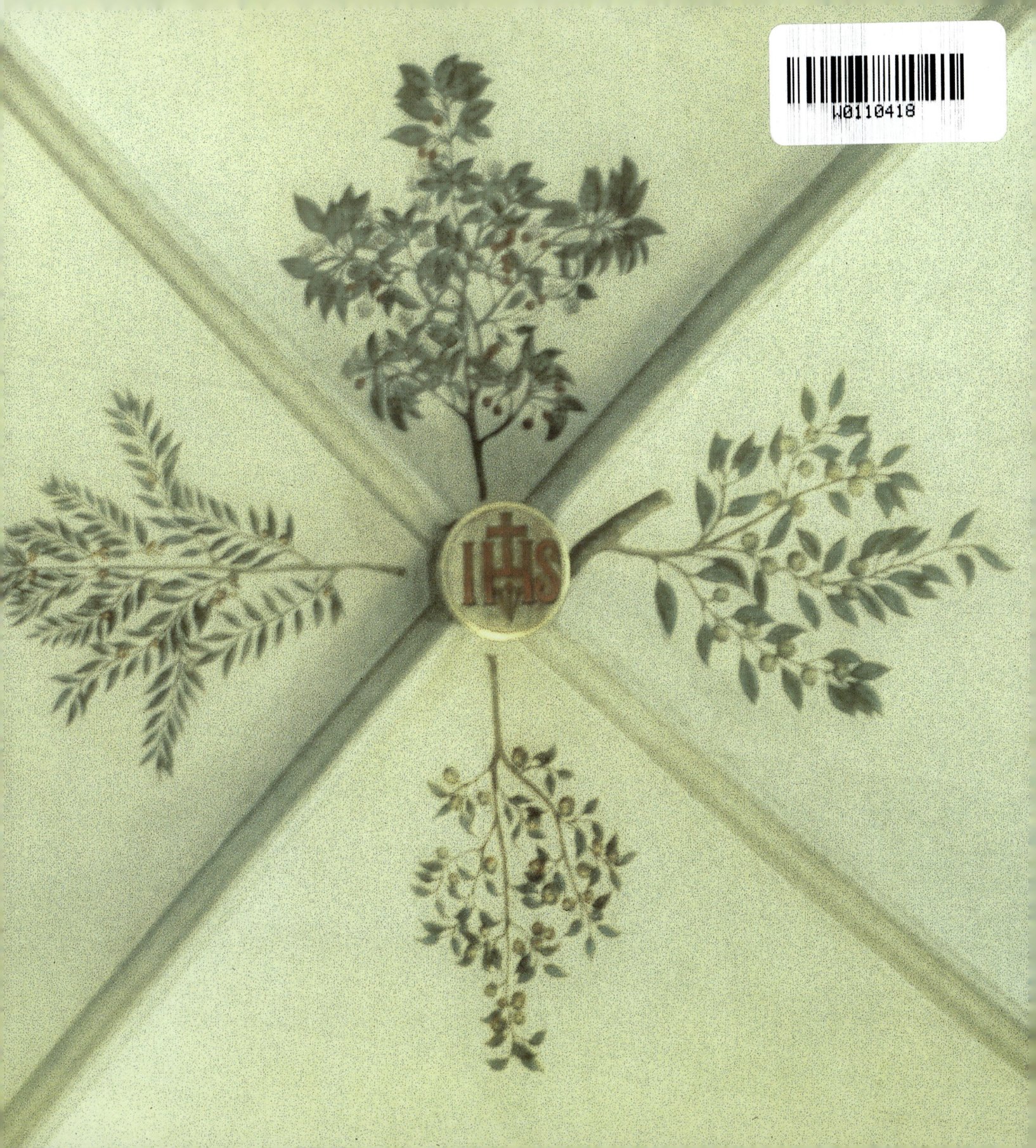

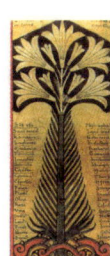

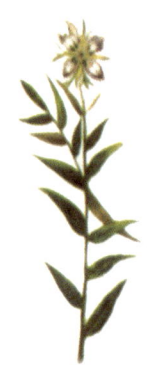

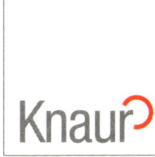

Petra Hirscher

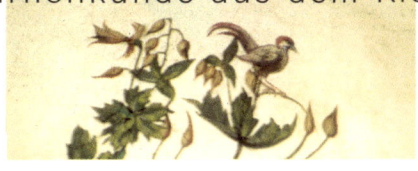

Heilen und Kochen
mit Hildegard von Bingen

Naturheilkunde aus dem Kloster

Mit einem Vorwort von
Altabt Odilo Lechner OSB

www.knaur.de

IMPRESSUM

Bibliografische Information Die Deutsche Bibliothek
Die Deutsche Bibliothek verzeichnet diese Publikation in der Deutschen Nationalbibliografie; detaillierte bibliografische Daten sind im Internet über http://dnb.ddb.de abrufbar.

Wichtiger Hinweis
Die im Buch veröffentlichten Ratschläge wurden von Verfasser und Verlag sorgfältig erarbeitet und geprüft. Eine Garantie kann dennoch nicht übernommen werden. Ebenso ist die Haftung des Verfassers bzw. des Verlages und seiner Beauftragten für Personen-, Sach- und Vermögensschäden ausgeschlossen.

Projektleitung: Kathrin Gritschneder
Redaktion: Dorothea Steinbacher
Korrektorat: Damla Özbay
Layout und Umschlaggestaltung: Karin Niedermeier

Bildredaktion: Sylvie Busche (Ltg.), Margit Schulzke, Lena Wendte
Umschlagfotos:
Umschlagvorderseite: Detail aus Manuskript der Hildegard von Bingen, Staatsbibliothek Lucca mit Genehmigung des Ministero per i Beni e le Attività Culturali;
Umschlagrückseite: Detail aus »Die Erlösung« (Scivias), aus »Die Welt der Hildegard von Bingen« von H. Schipperges, Herder;
Vordere Umschlagklappe: Picture-Alliance/akg-images/Erich Lessing;
Hintere Umschlagklappe: Aus »Hildegard von Bingen, die Biographie« von E. H. Claasen.
Fotos »Himmlischer Kräutergarten« aus der Michaelskirche, Bamberg: Karin Niedermeier
Rezeptfotos: Karl Newedel
Übrige Fotos: AKG-Images/S. 14, S. 30/Erich Lessing S. 12, S. 25; arcis-minerals S. 152, S. 153, S. 155, S. 157; Com. Box/Wildlife/D.Harms S. 40, S. 78/all Over/TH-Fotowerbung S. 42; Mauritius/Rosenfeld S. 91; Niedermeier S. 34, S. 53, S. 54; Picture-Alliance/akg-images/Erich Lessing S. 13, S. 20, S. 21, S. 23, S. 27, S. 28, S. 33, S. 38/dpa/Bifab S. 26/akg-images S. 39; Reinhard-Tierfoto/Hans Reinhard S. 68; Fr. Sporrer S. 80; StockFood/Maximilian Stock LTD S. 44, S. 50, S. 52, S. 60, S. 75/Susie M. Eising S. 45, S. 66/TH Foto-Werbung S. 47, S. 48, S. 56, S. 58, S. 61, S. 82, S. 85, S. 86, S. 89/Frank Wieder S. 64/Karl Newedel S. 69/Rolf Feuz S. 71/Food Photogr. Eising S. 73/Walter Pfisterer S. 93.

Herstellung: Dagmar Guhl
Satz: Uhl + Massopust, Aalen
Reproduktion: Repro Ludwig, A-Zell am See
Druck und Bindung: Appl OHG
Printed in Germany

Gedruckt auf umweltfreundlich chlorfrei gebleichtem Papier.

ISBN 3-426-64102-X

Bitte besuchen Sie uns im Internet: www.knaur.de Weitere Titel aus den Bereichen Gesundheit, Fitness und Wellness finden Sie im Internet unter www.wohl-fit.de.

5 4 3 2 1

KOCHEN UND HEILEN MIT HILDEGARD VON BINGEN

Inhalt

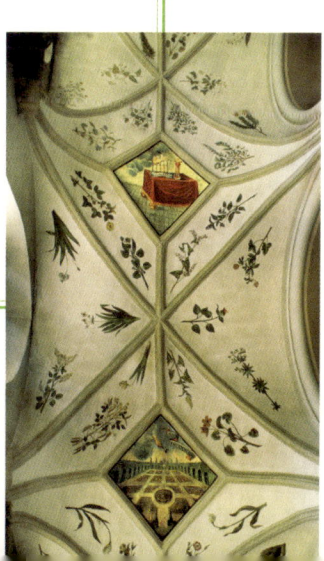

VORWORT

Hildegard von
Bingen zeigt
den Menschen
als Teil der
Schöpfung

Der englische Dichter Wystan Hugh Auden, lange Zeit den Sommer auf einem Bauernhof in Niederösterreich verbringend, veröffentlichte 1972 ein Gedicht »Moon Landing«. Die Mondlandung veranlasste ihn zu Reflexionen über den Wert unserer technischen Eroberungen, unsere Apparate und dunklen Geschäfte. Das Gedicht endet:

»Alles, worum wir beten können, ist, daß Künstler, Meisterköche und Heilige uns lang noch das Leben erheitern.«

Was brauchen wir, dass unser Leben licht wird, glücklich, gelingend? Fitnessstudios und Wellnessfarmen stehen hoch in Kurs. Aber wir brauchen mehr: gute, gesunde Nahrung, Arzneien für Leib und Seele, Kunst, die das Schöne, den Glanz des Wahren und Guten aufleuchten lässt, und Heiligkeit. Dies alles – und noch mehr – vereinte Hildegard von Bingen in sich, die faszinierende Gestalt des 12. Jahrhunderts, die prophetissa teutonica, die deutsche Prophetin, der Papst Eugen III. schrieb:

»Du bist für viele ein Duft des Lebens geworden«.

Sie dichtete und komponierte, schrieb naturkundliche, hagiographische, theologische Werke, heilte Kranke, leitete Klöster, stand im Briefwechsel mit den Großen der Zeit, redete in öffentlichen Predigten dem Klerus, dem Adel, dem Volke mahnend ins Gewissen. Heute ist sie vor allem bekannt wegen ihrer medizinischen Ratschläge und der Arzneien, die sie herzustellen und anzuwenden wusste. Freilich sind ihre naturkundlichen und medizinischen Erkenntnisse nur schlecht überliefert.

Ihre großen Werke entstanden vielmehr aus einer inneren Schau. Schon als Kind sah sie ein großes Licht, das ihre Seele erbeben machte, über das sie sich aber nicht näher äußern konnte. Im vierzigsten Lebensjahr aber vernimmt sie den inneren Befehl

»Schreibe auf, was du siehst, und sage, was Du hörst!«

Auf der Synode zu Trier (1147/48) hatte Papst Eugen III. selbst aus Hildegards Schriften vorgelesen und forderte sie auf, ihre Visionen aller Welt kundzutun. So schrieb sie zunächst das Buch »Wisse die Wege des Herrn (Scivias)«, ein Werk, das Gotteslehre, Weltlehre und Menschenlehre aufs Engste verknüpft. Weitere Werke handeln von der wahren Fitness des Menschen, den Tüchtigkeiten, den Tugenden und von der wahren Wellness, dem wahren Wohl und Glück, der Seligkeit der Vollendung. Was sie in ihrer Schau sieht, die große Einheit, drückt sie in ihrem Leben aus, in der Leitung des Klosters, in der Beratung vieler Menschen, in der Sorge für die Kranken, in den Mahnungen an alle, die in der Welt Verantwortung haben.

Unsere Welt zerfällt immer mehr in verschiedene Bereiche, für die jeweils eine Spezial-

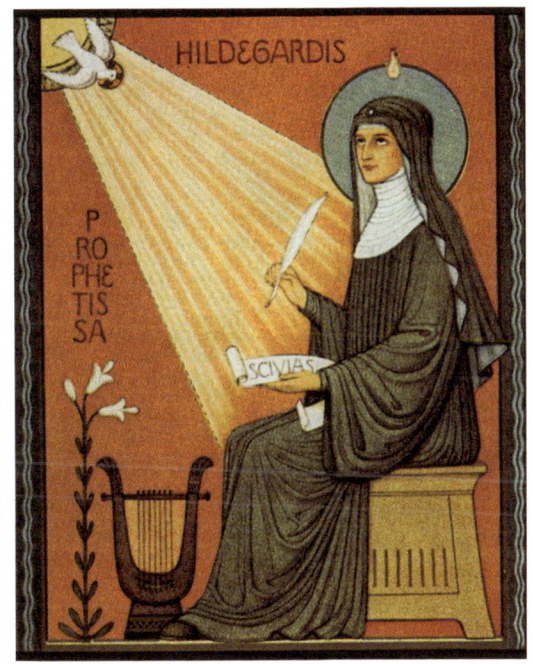

Abbildung der »Hildegardis prophetissa«

wissenschaft zuständig ist. Unser Leben zerfällt immer mehr in verschiedene Phasen und Bereiche: berufliche Tätigkeit, Freizeitkonsum, persönlicher und gesellschaftlicher Raum. Auch in Krankheiten sind wir immer mehr auf Spezialisten angewiesen. Und doch sehnen wir uns nach einer Einheit des Lebens, nach einem großen Zusammenhang von Welt und Geschichte. Und eben darin besteht die Faszination Hildegards, dass sie uns eine Schau auf das Ganze ermöglicht, dass sie die Zusammenhänge aufscheinen lässt zwischen Leib und Seele, zwischen den verschiedenen Bereichen und Kräften des Kosmos. Immer wieder blickt sie auf den Menschen, der ausgerichtet ist auf den Makrokosmos, der ihn in vielfältigen Kreisen umgibt und auf ihn einwirkt. Diese Einwirkungen sind segensreich und zerstörerisch, aber der ganze Kosmos ist umfasst von der Frauengestalt der Liebe – über ihr das Antlitz des göttlichen Vaters. Die Liebe ist es, die alles zusammenhält. So werden wir zur Ganzheit gerufen. Wer an Gott glaubt, nimmt ehrfürchtig die ganze Schöpfung wahr und alles was in ihr ist. Dem Abt von Elostat schreibt sie:

»Nur wer den Acker seines Leibes mit Diskretion umpflügt, dem wird das plötzliche Hereinbrechen des Endes nicht schaden, weil die Musik des Heiligen Geistes und ein Leben in Freude ihn aufnehmen werden. Hüten aber soll sich der Mensch davor, dass er durch zu viel Arbeiten seinen Leib zugrunde richtet.«

In der Erklärung der Benediktusregel gibt sie einen allgemeinen Leitfaden der Lebensführung. Unterscheidung und Maßhaltung sollen den Tages- und Jahreslauf ordnen, Wachen und Schlafen, Arbeit und Muße, Atmen, Essen und Trinken.

So können uns auch die Betrachtung der Heilpflanzen, der sorgfältige Umgang mit unseren Lebensmitteln, die kundige Bereitung von Speisen und Arzneien dazu verhelfen, unser Leben zu ordnen, in allem Leibhaftigen das Ganze der Welt und das Wirken Gottes zu erspüren. Alle Sorge um das leibliche Wohlergehen und unsere Gesundheit bliebe leer

ohne die Pflege der Seele, ohne Verlangen nach dem umfassenden Heil. Darum ist für Hildegard das vornehmste und wirksamste Heilmittel die Medizin der Reue. In ihr, in Zerknirschung und Erschütterung, gerät der Mensch als Ganzes in Bewegung, kommt zur Einsicht und zur Umkehr, zur Wende der Not. So wird die Herzenshärte aufgebrochen, die mit großen schwarzen Augen ins Leere starrt. Der versteinerten Selbstsucht antwortet die Barmherzigkeit:

»Die Kräuter schenken einander den Duft ihrer Blüten; ein Stein strahlt seinen Glanz auf den anderen, und alles was lebt, hat einen Urtrieb nach liebender Umarmung … Übervoll ist mein Herz, jedwedem Hilfe zu schenken. Ich nehme Rücksicht auf alle Not. Den Gebrechlichen helfe ich auf und führe sie zur Genesung. Salbe bin ich für jedes Weh und meine Worte tun wohl.«

Darum blickt sie in den Visionen immer wieder auf die Vollendung, auf das Erscheinen des kosmischen Christus. In dem, was wir für unsere Gesundheit tun und für das Wohl anderer Menschen, in allem, was wir mit den Sinnen wahrnehmen, mit unseren Händen tun, zielen wir auf das Ganze, auf das Heilwerden der Welt. Kochen und Heilen können teilhaben am guten Anfang der Schöpfung und an der Hoffnung auf ihre Vollendung.

Altabt Odilo Lechner OSB

LOB DER SCHÖPFUNG

O wahrer Gott, welch große Geheimnisse
hast du in deinen Geschöpfen gestaltet und
dem Menschen, deinem großen Kunstwerk, untergeordnet.

Du hast die Kräfte deiner Allmacht schöpferisch entsandt;
du hast das herrliche Dach mit seinen Fenstern,
das Firmament mit seinen Leuchten, geschaffen.

An ihm hast du die Sonne festgemacht,
die mit ihrem Licht alles über der Erde
und unter der Erde erleuchtet.

Ihr sind die übrigen Leuchten verbunden,
und wie diese durch die Sonne leuchten,
so gehorchen dir alle Geschöpfe.

In dir und durch dich leben sie alle.
Durch deine Liebe ist alles geschaffen;
denn du, ewiger Gott, bist die wahre Liebe.

Aus den
Gebeten der
heiligen
Hildegard

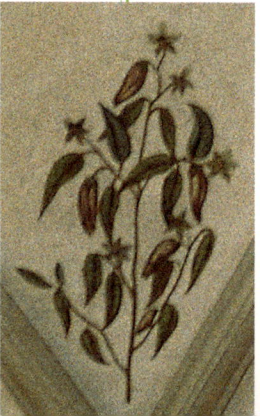

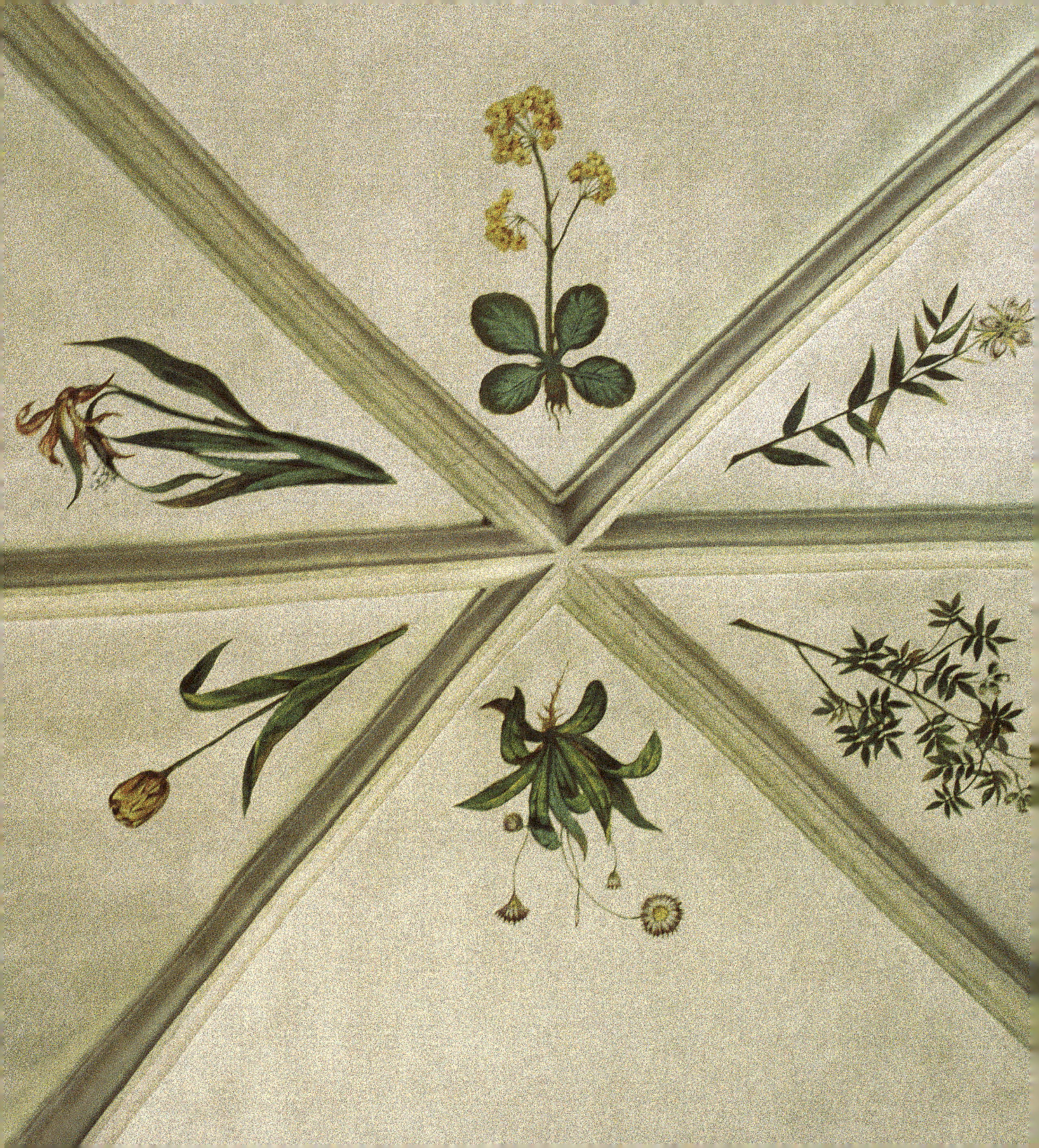

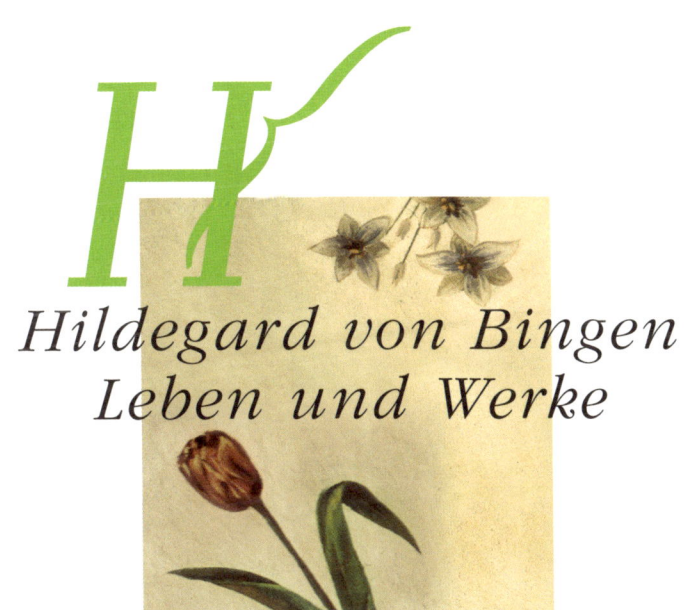

Hildegard von Bingen
Leben und Werke

HILDEGARD VON BINGEN

Visionärin, geistige Ratgeberin, Schriftstellerin, Prophetin, Predigerin, Heilige und Künstlerin: Hildegard ist bis heute die bedeutendste Frau des Mittelalters.

Der Mensch, den das Böse angreift, stellt sich im Gebet unter den Schutz Gottes. (Scivias)

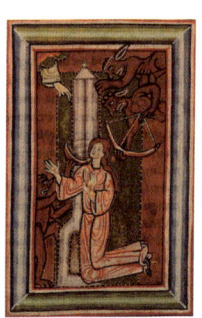

»*Dem König aber gefiel es, eine kleine Feder zu berühren, dass sie sich in Wundern bewege. Und ein starker Wind trug sie, dass sie nicht sinke...*«

Als kleine Feder sah sich Hildegard, die sensible Nonne von zarter Konstitution, in diesem Selbstbildnis, das sie in einem Brief an Papst Eugen III. von sich zeichnete. Tatsächlich ist Hildegard von Bingen eine der faszinierendsten und vielseitigsten deutschen Frauengestalten – als Dichterin, Komponistin, Mystikerin und Seherin. Nicht zuletzt wird sie auch als Heilige verehrt, obwohl sie offiziell nicht heilig gesprochen ist.

Das Mädchen Hildegard

Ob ihre Eltern, Graf Hildebert und seine Frau Mechthild, geahnt hatten, welche charismatische Persönlichkeit ihr zehntes Kind werden würde? Jedenfalls nannten sie sie Hildegard, was »Heldin« oder besser »rettende, beschirmende Heldenjungfrau« bedeutet. Als Hildegard 1098 in Bermersheim/Alzey in Rheinfranken zur Welt kam, wurde sie in die dynamische Zeit des europäischen Hochmittelalters geboren. Das war die Zeit der Kreuzzüge, der geistigen Neuerungen, der wachsenden Wirtschaft und Gesellschaft, der neuen Entwicklungen in Religion, Wissenschaft, Literatur und Kunst. Schon im Alter von drei Jahren soll an Hildegard eine visionäre Begabung aufgefallen sein. Diese Kraft der Vision nennt sie später das »lebendige Licht« und meint:

»Bei meiner ersten Gestaltung, als Gott mich im Schoß meiner Mutter durch den Hauch des Lebens erweckte, prägte er meiner Seele dieses Schauen ein.«

Viele Jahre erzählte sie niemandem von ihren Erfahrungen. Doch das Erscheinen dieses Lichtes in ihrem Leben hat sie stets als Zeichen der Erwählung von Anfang an ausgelegt.

Als Hildegard acht oder neun war, übergaben ihre Eltern sie der Klausnerin Jutta von Spanheim zur Erziehung. Das klingt für heutige Ohren befremdlich, war aber damals keineswegs unüblich, sondern entsprach den Gepflogenheiten des Hochadels. Klöster stellten schon seit Generationen die anerkannten Zentren klassischer Bildung und Wissenschaft dar, was ihre große Anziehungskraft erklärt. Jutta war eine nur wenig ältere Verwandte, die sich mit anderen Frauen 1106 in einer Klause niederließ: Juttas Vater Graf Stephan hatte diese an die Benediktinerabtei auf dem Disibodenberg anbauen lassen.

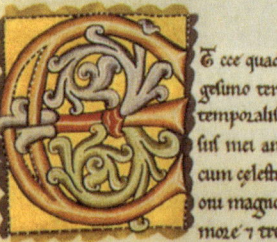

Das Leben im Kloster

Wie sah der Klosteralltag Hildegards aus? Der typische Lebensrhythmus nach der Regel des heiligen Benedikt von Nursia prägte die Tage. Entsprechend der Jahreszeit und begangener Feierlichkeiten gab es eine Gebetsperiode von vier bis acht Stunden täglich sowie sieben bis acht Stunden für den Schlaf. Die übrige Zeit wurde zu gleichen Teilen auf die Arbeit und auf religiöse Lektüre und Studien verwendet. Im klösterlichen Dreischritt von »Lectio«, »Meditatio« und »Oratio«, im Wechsel von Gebet und Arbeit, Studium und geistlicher Lesung, Gemeinschaftsleben und Einsamkeit lernte sie Lesen, Schreiben, Lateinisch, Psalmengesang, die damals übliche Notenschrift und verschiedene freie Künste.

Die göttliche Inspiration für ihre Visionen beschreibt Hildegard als ein feuriges Licht vom Himmel. (Scivias)

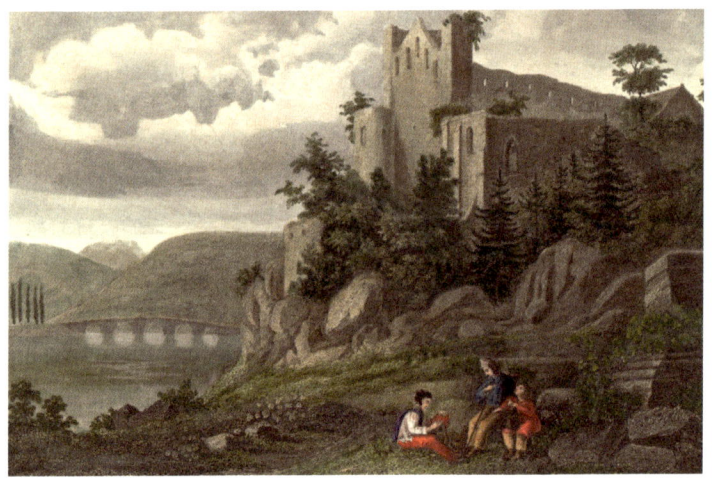

Kloster Rupertsberg, von schwedischen Truppen 1632 zerstört, war Hildegards erste Klostergründung.

»Im Jahre 1141 ... kam ein feuriges Licht mit Blitzesleuchten vom Himmel hernieder. Und plötzlich erschloss sich mir der Sinn der Schriften ... Und ich vernahm eine Stimme vom Himmel, die zu mir sprach: Schreibe auf, was du siehst und hörst!«

Hildegard versteht sich von da an als Werkzeug und Sprachrohr Gottes. Unterstützt vom einflussreichsten Denker und Prediger der Zeit, dem Gründer des Zisterzienserordens Bernhard von Clairvaux, beginnt Hildegard, ihre Visionen und auch ihre eigenen theologischen Vorstellungen in lateinischer Sprache niederzuschreiben.

Kloster
Rupertsberg,
von schwe-
dischen
Truppen 1632
zerstört, war
Hildegards
erste Kloster-
gründung.

Mit etwa 15 Jahren beschloss Hildegard, das Ordensgelübde abzulegen und trat in den Orden der Benediktinerinnen ein. Sie galt als herausragende Persönlichkeit, die umfangreiche biblische, theologische, philosophische und naturkundliche Kenntnisse besaß. So vollzog sich Hildegards Leben als Nonne über Jahrzehnte im schlichten benediktinischen Gleichmaß.

«Die Gesichte, die ich schaue...»

Nach dem Tode ihrer Mentorin Jutta von Spanheim wählen die Nonnen Hildegard 1136 zur Äbtissin ihrer Gemeinschaft. Fünf Jahre später, 1141, nimmt ihr Leben eine dramatische Entwicklung, aus der sie als verehrte Heilige, als deutsche Prophetin »prophetissa teutonica«, als »Posaune Gottes« – so ihre Selbstbezeichnung –, hervorgehen sollte. Dazu berichtet Hildegard:

Der Weg in die Öffentlichkeit

Nun setzt ein enormer Schaffensprozess ein, der bis zu Hildegards Tod andauern wird. Sie verfasst die drei Visionenbücher »Scivias«, »Liber vitae meritorum« und »Liber divinorum operum«. Sie schreibt Kompositionen geistlicher Gesänge und das Spiel vom »Ordo virtutum«, das den Kampf des Menschen zwischen Gut und Böse darstellt. Außerdem führt sie eine äußerst umfangreiche Korrespondenz, verfasst eine Reihe kleinerer christlicher Abhandlungen und Schriften zur Medizin und Naturkunde.

»Scivias« – Wisse die Wege – heißt ihr theologisch-visionäres Erstlingswerk. Diese Glaubenskunde besteht aus drei Teilen und spannt den Bogen von der Schöpfung der Welt und des Menschen über das Werden und Sein der Kirche bis zur Erlösung und Vollendung der Welt am Ende der Zeiten.

Hildegard arbeitet zehn mühevolle Jahre daran. Am Ende ist mit »Scivias« eines der imponierendsten Weltpanoramen des Mittelalters entstanden, aus dem Papst Eugen III. während der Reformsynode in Trier 1147 den dort versammelten Bischöfen vorliest – ein Vorgang, der bis dahin undenkbar war! Jetzt war der Inhalt von Hildegards Schrift bestätigt und ihre »Visio« von höchster kirchlicher Autorität beglaubigt.

Parallel zu diesen Ereignissen verfolgt Hildegard das Ziel, gemeinsam mit ihren 20 Mitschwestern den Disibodenberg zu verlassen. 1150 ziehen sie dann gegen den Widerstand der Mönche in das noch nicht fertig gebaute Kloster auf den Rupertsberg. Dieser Ort war ihr in einer Vision erschienen. Damit es auch nichtadeligen Frauen möglich wurde, ins Kloster zu gehen, gründet Hildegard ihr zweites Kloster. 1165 ist es so weit: Der Konvent von Eibingen mit 30 Nonnen wird eingeweiht.

Die geschätzte Ratgeberin

Papst Eugen III. hatte Hildegard in Aufsehen erregender Weise in die Weltöffentlichkeit gestellt. Von nun an äußert sie sich immer öfter zu den religiösen, politischen und gesellschaftlichen Fragen ihrer Zeit. Weit über 300 Briefe sind überliefert und bezeugen, dass

Hildegard eine anerkannte Autorität gewesen ist, die von Männern und Frauen aller Stände um Rat gebeten wurde. Dazu gehörten Päpste, Kaiser, Fürsten und Äbte ebenso wie einfache Bauern, Priester und Ordensleute. Nicht immer schmeichelhaft, oft unbequem: Hildegards Meinung war gefragt und hatte Gewicht.

Einer ihrer bekanntesten Briefwechsel ist der mit Kaiser Friedrich I. Barbarossa, den seine Zeitgenossen als Erneuerer des Reiches und als Verkörperung der ritterlichen Ideale bewunderten. Diesen Mächtigen ermahnte Hildegard unerschütterlich:

»Möge der Heilige Geist dich also beleben, dass du gemäß seiner Gerechtigkeit lebst und wirkst.«

Aus ihrem regen Schriftwechsel ergeben sich Reisen in verschiedene Städte wie Mainz, Würzburg, Köln, Trier und Metz. Trotz ihrer anfälligen Gesundheit absolviert sie sie mit viel Engagement und Hingabe,

»vom göttlichen Geist nicht nur angetrieben, sondern genötigt.«

Hildegard predigt öffentlich vor Klerus und Volk oder besucht ihre Korrespondenten.

Visionen und musikalisches Gotteslob

Hildegards zweites theologisches Hauptwerk, das Buch der Lebensverdienste »Liber vitae

Hildegard schreckte nicht davor zurück, weltlichen Herrschern in Briefen den rechten Weg zu weisen.

meritorum«, entsteht zwischen 1158 und 1163. In diesem Lehrbuch der Ethik schildert sie am Beispiel von 35 Gegensatzpaaren aus Tugenden und Lastern den ewigen Kampf zwischen Gut und Böse im Herzen des Menschen und überall in der Welt.

In einer ihrer Visionsschriften untersucht Hildegard Fragen der göttlich-geheimnisvollen Schöpfung. (Liber divinorum operum)

Ihr drittes Visionswerk beginnt Hildegard etwa 1168 mit 70 Jahren – einem für die damalige Zeit schon biblischen Alter. Das »Liber divinorum operum« – das Buch vom Wirken Gottes –, zeigt in zehn Visionen die Weltentstehung und -erhaltung und wie Gott als absoluter Herr der Schöpfung Weltall und Mensch mit seiner Liebe trägt. Hildegard notiert:

»So wie der Künstler seine Formen hat, nach denen er seine Gefäße macht, so bildet Gott die Gestalt des Menschen nach dem Bauwerk des Weltgefüges, nach dem ganzen Kosmos.«

Hildegard besitzt aber nicht nur eine schöpferische Fähigkeit für das Wort, sondern auch für Ton und Klang. Zwischen 1151 und 1158 komponiert sie über 70 geistliche Lieder, die »Symphonia«. Sie werden beim liturgischen Gotteslob im Kloster Rupertsberg gesungen, aber auch zur privaten Erbauung. Hildegard selbst bezeichnet sie als »Symphonia harmoniae caelestium revelationem« – frei übersetzt: musikalische Umsetzungen der Harmonie des Himmels. Ihr Singspiel »Ordo virtutum« – Spiel der Kräfte – wird 1152 zur Einweihung der neuen Abteikirche uraufgeführt.

Die »erste deutsche Ärztin«

Mit ihren Kräutergärten und Apotheken waren Klöster im Mittelalter die Heilstätten schlechthin. Von einer Klostergeneration zur nächsten gaben Mönche und Nonnen ihr Heilwissen weiter, so dass Patienten von nah und fern kamen, in der Hoffnung im Kloster werde ihnen geholfen. Speziell die Benediktinerklöster machten es sich zur Aufgabe, sich um erkrankte Mitbrüder und -schwestern ebenso wie um Hilfesuchende von außerhalb der Klöster zu kümmern. In dieser Tradition steht auch Hildegard, die sich intensiv der Naturkunde und der Heilkunde zuwendet.

Sie befasst sich genau mit der sie umgebenden Natur und hält ihre Erkenntnisse schriftlich fest. Nach 1150 entsteht so die »Physica«, in der sie bestimmte Arznei- und Heilmittel beschreibt. In ihrer Heilkunde »Causae et curae« beschreibt sie Heil- und Behandlungsmethoden verschiedener Krankheiten. Hier kann sie viele persönliche Erfahrungen aus ihrer stets schwachen Gesundheit einbringen. Schon in ihrer 1181 von Theoderich von Echternach vollendeten Lebensbeschreibung heißt es: »Hildegard hatte beinahe von Kindheit an fast ständig an schmerzlichen Krankheiten zu leiden.«

Ihre medizinischen Nachschlagewerke, ihre Intuition und das besondere Einfühlungsvermögen in die Sorgen und Nöte der Menschen brachten ihr den Ruf einer »ersten deutschen Ärztin«. In ihrem Bemühen um die Heilung des Menschen geht Hildegard mit ihren Maßnahmen ganzheitlich vor. Nicht nur das kranke Organ soll geheilt werden, sondern auch Leib und Seele. Sie beginnt und begleitet die Behandlung mit einer angemessenen Ernährungstherapie, die mit einem vernünftigen Lebensstil und einer ausgewogenen Lebensordnung einhergehen soll. Erst dann greift sie auf Arzneien zurück und als letztes Mittel auf die Chirurgie mit Schröpfen und Aderlass. Die ursprüngliche Harmonie von Gott, den Menschen und dem ganzen Kosmos, so wie sie bei der Erschaffung der Welt bestand, ist für sie der Heilszustand schlechthin. Durch den Sündenfall verliert der Mensch einige seiner göttlichen Widerstandskräfte. Krankheiten sind diesem Bild entsprechend Prüfungen des Himmels an den menschlichen Willen, ein würdiges Leben zu führen. Der Heilkunst kommt in Hildegards Weltsicht die Aufgabe zu, dem Menschen den Weg zurück zu ermöglichen.

Die »Posaune Gottes« verstummt

Am 17. September 1179 geht Hildegards überreiches 81-jähriges Leben zu Ende. Man erzählt, dass bei ihrem Tod ein helles Licht am Himmel aufgestrahlt sei. Was sie einst im Buch vom Wirken Gottes schrieb, liest sich fast wie ein Vermächtnis:

»O Mensch, schau dir den Menschen an: Er hat Himmel und Erde und die ganze übrige Kreatur in sich. O wie herrlich ist Gott, der schöpferisch wirkt und seine eigene Herrlichkeit durch die *Geschöpfe offenbart. Wenn du zu deinem Schöpfer aufblickst und sagst 'Mein Gott bist du', dann entzündet sich in dir das Feuer der Liebe, aus der alles Leben entsteht und alles Gute hervorgeht. Du hast also die Wahl, denn du kannst nicht zwei Herren dienen. Darum, o Mensch, schau auf zu deinem Gott – und die Erde wird neu werden!«*

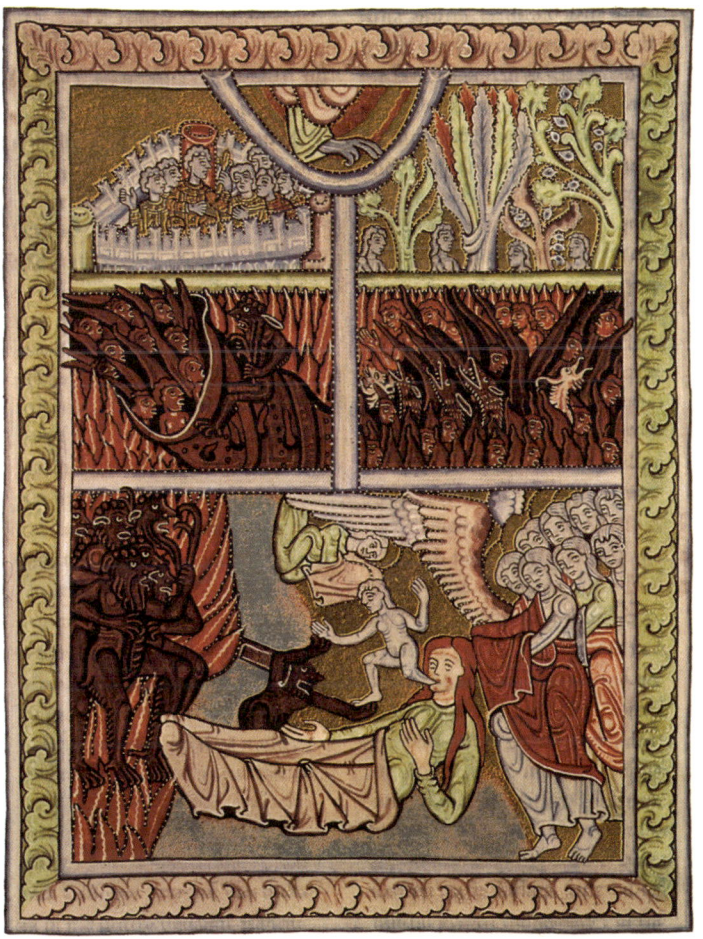

Die mittelalterliche Vorstellung, wie Engel und Teufel um die Seele eines Verstorbenen kämpfen. (Scivias)

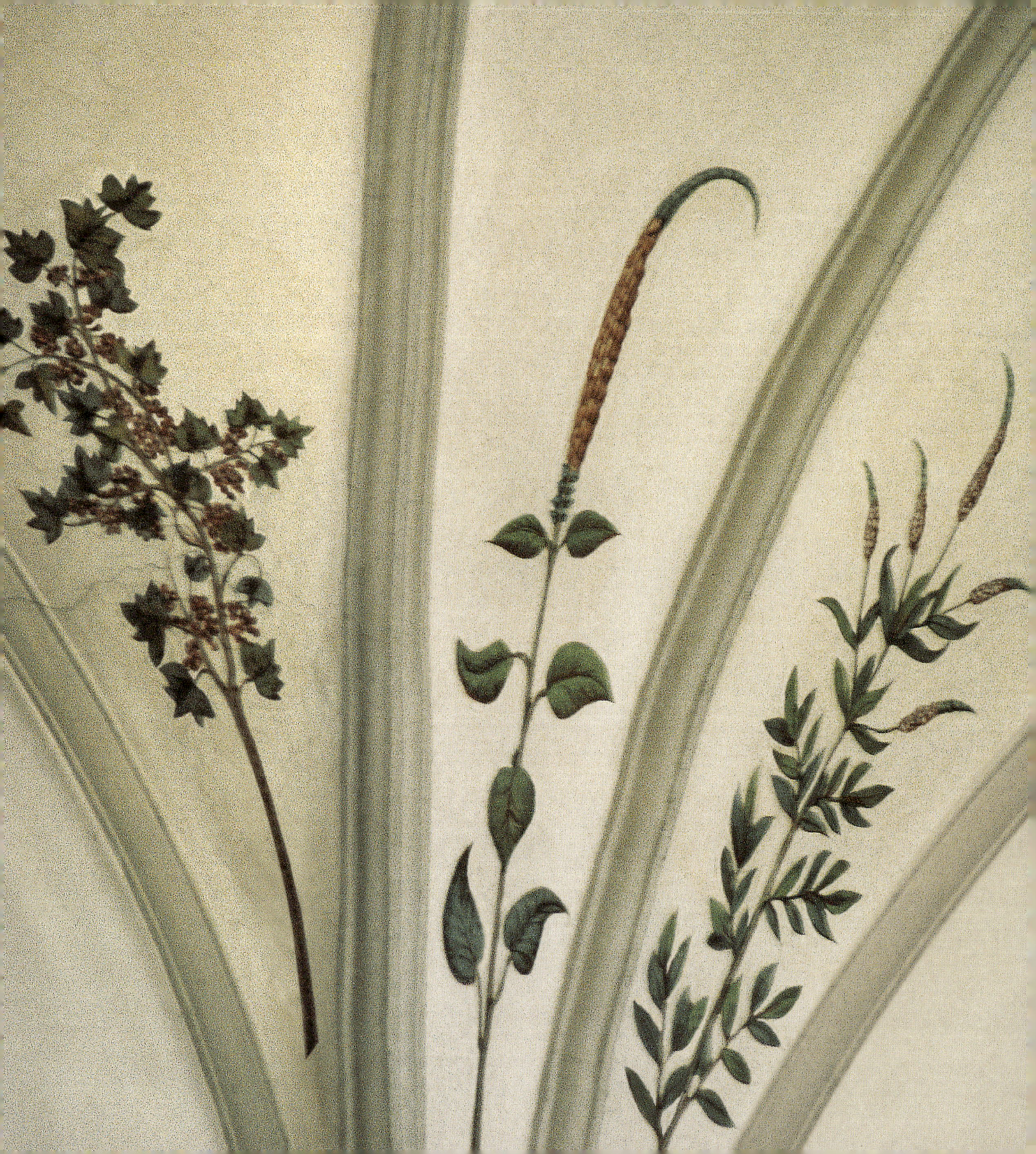

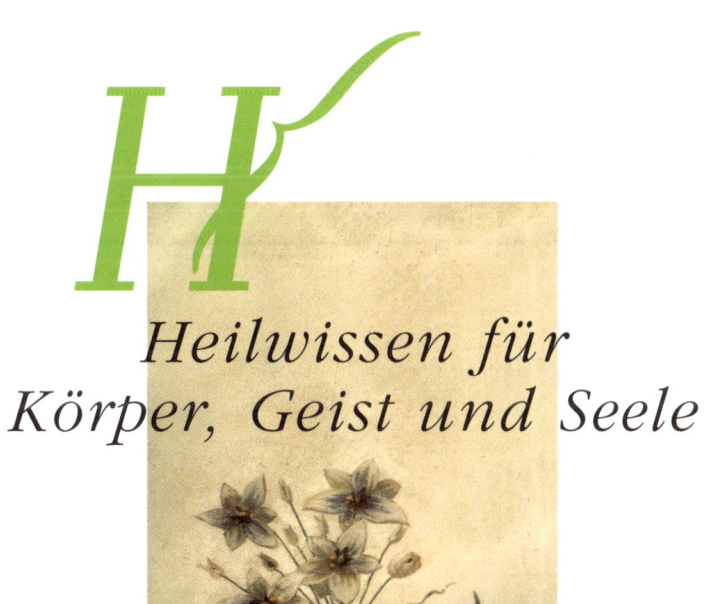

Heilwissen für
Körper, Geist und Seele

DIE VIER SÄULEN DER HILDEGARD-HEILKUNDE

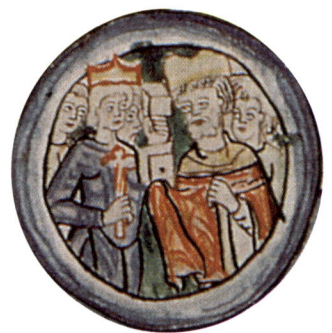

»Und so sind also in allen Geschöpfen des Herrn wundersame Werke verborgen, in den Tieren, den Fischen und den Vögeln, in den Kräutern, Blumen, Bäumen, verborgene Geheimnisse Gottes ...«

Die Basis der Hildegard-Medizin bildet die Naturlehre »Physica« mit dem Heilwissen aus »Causae et curae«. In ihrer Naturlehre untersucht Hildegard die Heilkräfte von Pflanzen, Elementen, Steinen, Tieren und Metallen. Ihre Erkenntnisse über Krankheiten und Therapiemöglichkeiten beschrieb sie in »Causae et curae«. Von Kopf bis Fuß spürt sie den Erkrankungen nach, befasst sich mit Ernährung und Verdauung, Gemütsbewegungen und Stoffwechselstörungen und mit einer gesunden Lebensführung.

Für die Benediktinerin Hildegard steht das ewige Heil im Vordergrund, das irdische Heil – die Gesundheit – an zweiter Stelle. Das göttliche Wirken beeinflusst den Menschen direkt. Zwischen den Krankheiten des Geistes und des Körpers besteht kein wesentlicher Unterschied. Ihrer Meinung nach können Krankheiten nur dann wirksam behandelt werden, wenn der Patient seine Lebenseinstellung ändert.

Die Ursachen von Krankheit

Wie kommt es nach Hildegard zu körperlichen und seelischen Krankheiten? Wie eng waren Krankheitsursache und Verantwortlichkeit dafür verknüpft?

»Wenn Adam im Paradies geblieben wäre, würde er die vorzüglichste Gesundheit ... haben ... Aber der Mensch hat jetzt ... in sich das Gift, das Phlegma und verschiedene Krankheiten.«

Erst der Sündenfall hat den Krankheiten Tür und Tor geöffnet. Krankheit erscheint bei ihr als Bild des Mangels und der Trockenheit, begründet in der Mischung der körpereigenen »Säfte«. Stimmt deren Mischung nicht oder fehlt ein wichtiges Element, wird der Betreffende unweigerlich krank:

»Vier Säfte gibt es. Die beiden wichtigsten von ihnen werden Phlegma genannt, die beiden anderen heißen Schleim ...«

Maß halten und gesund werden

Hildegard appelliert an die Eigenverantwortlichkeit des Einzelnen für sich und seinen Körper. Das bezieht sich auch auf das geistige Leben. Wie alles, was der Körper aufnimmt, in Säfte umgewandelt wird, die dem Organismus Krankheit oder Gesundheit bringen, so können auch Gedanken zufrieden machen oder krank. Derjenige, der sich seiner Krankheit stellt und gegen sie kämpft, gehorcht der göttlichen Anforderung an seinen Geist und Charakter. Bleibt er gelassen und zuversichtlich, kann er seine Krankheit in den Griff bekommen und die »viriditas« zurückholen. »Viriditas« ist für Hildegard das Grüne, das Gesunde und symbolisiert in einem gesunden Wesen körperliche und geistige Gesundheit. Eine Medizin, die sich auf den Leib beschränkt und die Seele außen vor lässt, muss scheitern.

Hildegard geht es vorrangig nicht um die therapeutische Korrektur. Der Erhalt des Wohlergehens beruht im Wesentlichen auf einer gesunden Lebensführung und vernünftiger Lebensordnung. Das Herzstück ihrer Heilkunde ist das rechte Maß in allen Dingen – die »discretio«. Daher folgen ihren Diagnosen meistens vorbeugende Empfehlungen wie der verantwortungsvolle Umgang mit dem Körper und bedachtsames Essen.

Wer Heilkraft aus der Natur schöpfen will, muss zu einem gesünderen und natürlicheren Leben bereit sein. Die vier Säulen der Hildegard-Heilkunde sind dazu bewährte Möglichkeiten: die Ernährung, die Heilmittel, Ausleitungsverfahren zur Entgiftung und das Fasten – entweder in Kombination oder einzeln angewendet. Lesen Sie hier, wie man heute dazu steht und sie praktisch umsetzt.

Die Harmonie von Gott, Mensch, Kosmos bei der Erschaffung der Welt. (Scivias)

DIE ERNÄHRUNG NACH HILDEGARD

»Der Mensch, der sein Fleisch mit Maßen nährt, ist in seiner Art fröhlich und umgänglich.«

Der Mensch als Einheit von Körper, Seele und Geist ist in Hildegards Ernährungslehre im Vordergrund.

Hohes Ansehen genießt bei Hildegard das rechte Maß, die »discretio«. Sich im Alltag einer festen Lebensregel zu unterwerfen, gehört für sie zu einem vernünftigen Lebensstil und einer ausgewogenen Lebensordnung. Wer maßlos lebt, wird krank, weil er seinen Körper und seine Seele andauernd überfordert. Das gilt auch für Arbeit und Freizeit, Schlafen und Wachen, geistige Konzentration und Entspannung.

»Die Seele liebt in allen Dingen das diskrete Maß. Wann auch immer der Körper des Menschen ohne Diskretion isst und trinkt oder etwas anderes dieser Art verrichtet, so werden die Kräfte der Seele verletzt.«

Für jeden Menschen ist das »rechte Maß« eine individuelle Größe, die man selbst herausfinden und beherzigen muss. Falsche Ernährung wirkt negativ auf die Seele und führt zu einem kranken oder angegriffenen Körper. Hildegard erklärt:

»So passiert es denn, dass die Seele, wenn der Mensch seinem Leib maßlos Speise und Trank zuführt oder... ihm umgekehrt vorenthält, diesen schwach und krank macht, weil dann auch die Seele, ohne dass sie es will, ihre Schranken überschreitet.«

Die Nahrungsmittel für Leib und Seele

In ihrer »Physica« betrachtet Hildegard Grundnahrungsmittel. Diese Liste ist aus heutiger Sicht unvollständig, da zu ihren Lebzeiten Pflanzen wie Kartoffeln, Spargel, Mangold, Auberginen oder Tomaten noch nicht bekannt waren. Jede Pflanze, jeder Fisch, jedes Fleisch wird bei Hildegard entweder als »warm«, »kalt«, »trocken« oder »feucht« klassifiziert. Diese – bis heute nicht eindeutig zuordnbaren – Qualitäten scheinen für Hildegard das eigentliche Wirkprinzip von Heilmitteln und Nahrung zu sein.

Nahrung soll abwechslungsreich und aufeinander abgestimmt sein. Hier ein Überblick über die wichtigsten Lebensmittel nach Hildegard. Ausführlichere Informationen finden Sie in späteren Kapiteln (siehe Seite 102 ff.).

 Getreide: Dinkel, Gerste, Hafer, Hirse/Rispenhirse, Roggen und Weizen.

 Bei den Früchten empfehlen sich Apfel, Birne, Brombeere, Dattel, Hagebutte, Haselnuss, Kastanie, Kirsche, Mandel, Mispel, Quitte, Schlehe und Walnuss. Generell rät

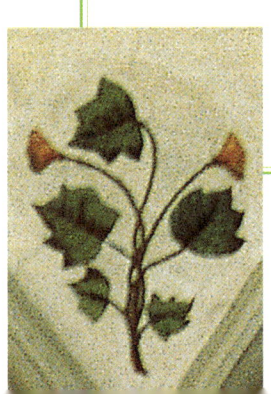

Hildegard von rohen Früchten ab. Die meisten Obst- und Gemüsesorten würden roh verzehrt dem Menschen schaden. Nur der schon etwas eingeschrumpelte Winterapfel ist eine Ausnahme und hilft roh gegessen Gesunden und Kranken.

🌿 Welche Gemüse befürwortet Hildegard? Bohnen, Brennnessel, Brunnenkresse, Erbse, Fenchel, Gartensalat, Gundelrebe, Kohl, Kürbis, Möhren, Rettich, Rote Beete/Randen, Sellerie und Zwiebel.

🌿 Zu den nützlichen Fleischlieferanten zählt sie Hirsch, Reh, Rind und Kalb, Schaf und Ziege. Auch Geflügel wie Haus- und Wildente, Gans, Hahn und Huhn ebenso wie die Wildtaube kann für die Hildegard-Küche verwendet werden.

🌿 Fische: Bachforelle, Hecht und Hering.

🌿 Zutaten wie Butter – von der Kuh – und Eier – nur gekocht oder gebraten –, Honig, Zucker und Salz nur maßvoll verwenden. Milch betrachtet Hildegard speziell im Winter als heilsam. Weinessig ist für sie sehr wertvoll:

»Der Essig kommt vom Wein und taugt zu allen Speisen.«

🌿 Gewürze wie Nelke, Knoblauch, Muskat, Kümmel, Zimt oder Küchenkräuter wie Basilikum, Bertram, Dill, Petersilie, Quendel, Zitronenmelisse und Ysop runden die Hildegard-Küche ab.

🌿 Die zwei Hauptgetränke sind Bier und Wein. Schwarzer Tee und Kaffee waren damals noch unbekannt.

Nahrung, die dem Menschen schadet

Ob gekocht, gebacken, gebraten, gedünstet oder roh: Manche Nahrungsmittel schädigen aus Hildegards Sicht die menschliche Gesundheit. Das sind die Nahrungsgifte: Aal, Erdbeere, Heidelbeere, Pfirsich, Pflaume, Porree und Schweinefleisch.

Mit dem Sündenfall kommen die Krankheiten – die himmlischen Prüfungen des Menschen. (Scivias)

Gute Essgewohnheiten

Hildegard macht sich auch um zuträgliche Essensumstände und den richtigen Zeitpunkt Gedanken. Der Mensch kann

»zur Nacht ... dieselben Speisen und Getränke zu sich nehmen, die er am Tage genossen hat, und er soll auch so rechtzeitig vor der Nacht essen, dass er seinen Spaziergang machen kann, bevor er sich schlafen legt.«

Dem Gesunden empfiehlt sie ein sehr spätes Frühstück kurz vor Mittag. Man solle die Nahrungsmittel der Jahreszeit anpassen und besser mehrere kleinere Mahlzeiten als wenige große zu sich nehmen. Die Speisen sollten temperiert sein.

Im Winter solle man Bier und Wein trinken, im Sommer reines Wasser. Auch die richtige Trinkmenge wird erwähnt: Der Mensch solle sich aber zu jeder Zeit davor hüten, übermäßig viel zu trinken. Überhaupt lehnt Hildegard Völlerei ab:

»Bei den Menschen, die ... trunksüchtig und fresslustig sind, ... nimmt das Blut eine wächserne Farbe an und verdickt sich nach und nach. Weil es wegen der Dickflüssigkeit nicht mehr richtig fließen kann ... durchdringt es ihr Fleisch und ihre Haut, verseucht sie mit dem schädlichen Saft, verunreinigt sie ... und erfüllt sie mit Geschwüren.«

Der Kerngedanke in der Hildegard'schen Ernährungslehre ist die »discretio«, das rechte Maß.

AUSLEITUNGS-VERFAHREN ZUM ENTGIFTEN

»So bewässert auch ein Regen, der gemächlich und mäßig auf die Erde fällt, sie und befähigt sie, Früchte hervorzubringen.«

In diesem Bild vom Regen beschreibt Hildegard die für sie segensreiche Wirkung des Aderlasses.

Was tun, wenn sich das Blut nach Hildegards Vorstellung verdickt und den Körper verseucht? Die im Körper wirksamen Gifte bezeichnet Hildegard als Schwarzgalle. Das entspricht der damaligen Vier-Säfte-Lehre, die davon ausging, dass der menschliche Körper hauptsächlich aus den vier Säften Blut, Schleim, gelbe und schwarze Galle bestünde. Ihr gestörtes Gleichgewicht bringe Krankheit.

Die Ausleitungsverfahren sollten helfen, das Gleichgewicht wiederherzustellen. Nach heutigen Erkenntnissen befreit sich der menschliche Körper ganz automatisch von Abfallprodukten aus dem Stoffwechsel und von Schlackenstoffen, z.B. über Nieren, Darm, Haut, Schleimhäute, Lunge, Milz und Lymphsystem. Die künstlichen Eingriffe zur Entgiftung des Körpers sind bei Hildegard Schröpfen, Aderlass und Brennen. Möchten Sie sich heute nach diesen Ausleitungsverfahren behandeln lassen, wenden Sie sich an einen erfahrenen Arzt oder Heilpraktiker. Eine Selbstbehandlung ist nicht ratsam.

Der Aderlass

»Wenn die Gefäße des Menschen voll Blut sind, müssen sie durch einen Einschnitt vom schädlichen Schleim und Verdauungssaft gereinigt werden.«

Die Blutentnahme, wie sie Hildegard da in »Causae et curae« beschreibt, wurde bereits seit Jahrtausenden zu Heilzwecken angewandt. Der Aderlass aus der Vene in einer der beiden Ellenbeugen gilt als Vorbeugungsmaßnahme gegen Gefäßerkrankungen. Entnommen werden etwa 50 bis 1000 Milliliter. Nach der Blutentnahme soll, so Hildegard, für drei Tage auf ungewohnte Speisen, gebratenes Fleisch, rohes Obst, Gemüse, Käse, starken Wein und auf intensive Sonnenbestrahlung verzichtet werden.

Das Schröpfen

»Das Schröpfen ist zu jeder Zeit gut und nützlich, damit die schädlichen Flüssigkeiten und schleimigen Säfte im Menschen verringert werden.«

Mit dem Schröpfen sollen Schleimstoffe und im Gewebe eingelagerte Schlackenreste entfernt und der Lymphfluss angeregt werden.

Wie geht das vor sich? Beim Schröpfen nach Hildegard wird eine Hautstelle minimal angeritzt. Kleinen Glasglocken – den Schröpfköpfen – entzieht man mit einer Flamme die Luft. Sie werden auf die Hautstelle, z.B. im Nacken, an den Schulterblättern oder auf dem Handgelenkrücken, aufgesetzt. Durch das Vakuum saugt sich die Haut sofort in das Glas, sehr wenig Blut tritt aus. Nach dem

Der dreifaltige Schöpfergott hält den Menschen von Geburt an, sei dieser gesund oder krank. (Scivias)

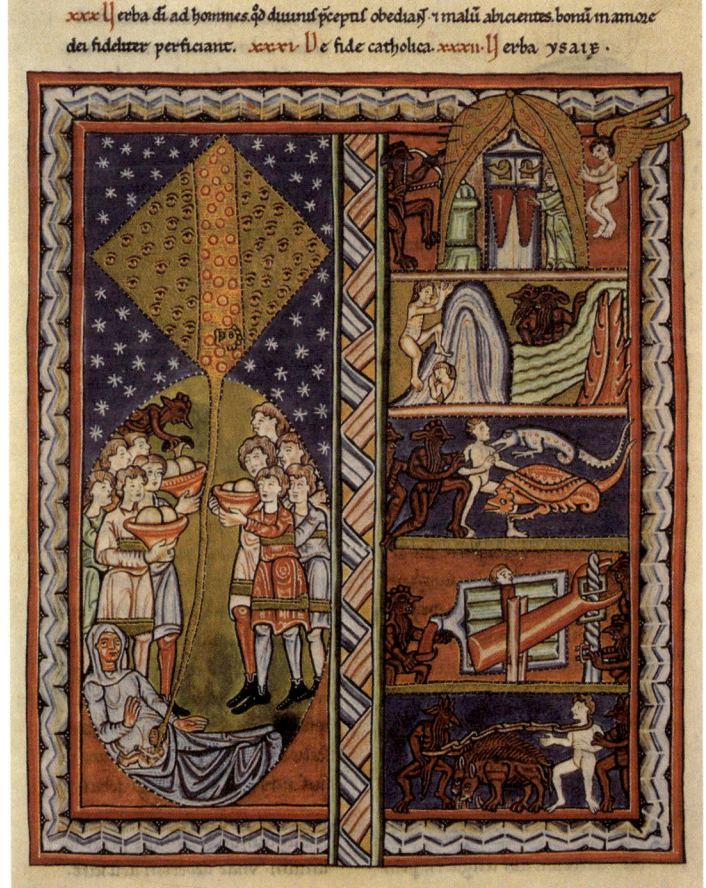

Schröpfen müssen keine speziellen Diätvorschriften eingehalten werden.

Das Setzen von Brennkegeln

Das Brennen ist als Heilverfahren nicht mehr zeitgemäß und wegen der Gefahr von Infektionen riskant. Es wird hier nur der Vollständigkeit halber aufgeführt.

Die Haut in der Nähe einer schmerzenden Stelle wird mit einem glimmenden Leinentuch leicht angesengt. Die so entstandene Brandwunde wird über acht bis zwölf Wochen mit einem speziellen Verband offen gehalten. Das künstlich erzeugte Geschwür soll in dieser Zeit Giftstoffe aus dem Körper ausleiten.

Dieser Holzschnitt aus einer Hildegard-Biographie von 1524 zeigt die Mystikerin am Schreibpult

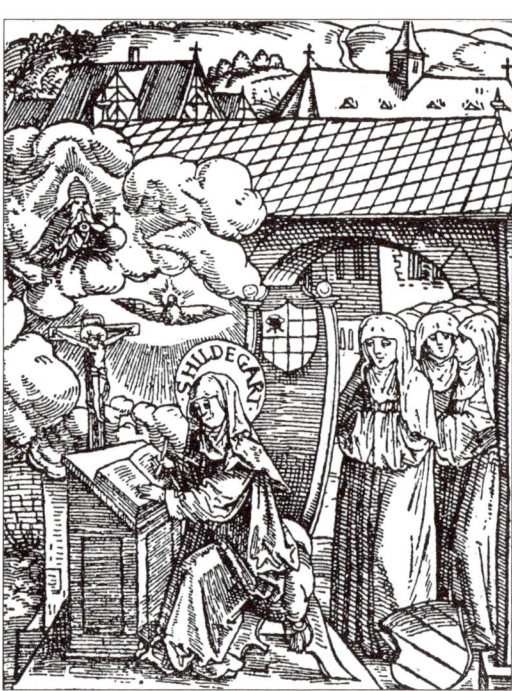

DREI VIELSEITIGE HILDEGARD-HEILMITTEL

»Nun werden bei den ... Krankheiten die zugewiesenen Heilmittel, die von Gott verordnet wurden, entweder den Menschen heilen, oder er wird sterben...«

Neben dem Entgiften, der bedachtsamen Ernährung und dem Heilfasten setzt Hildegard auf die Heilmittel aus der Natur. Sie beschreibt immer ganz präzise die Zusammensetzung und Zubereitung ihrer Umschläge, Inhalationen, Pulver und Pillen – und deren Anwendung:

»Wenn sie von jemandem eingenommen werden, soll dies vorsichtig, vernünftig und weil es notwendig ist geschehen.«

Hier nun drei Hildegard-Universalmittel, die auch heute noch generell gut tun und stärken: der Birnhonig, die Goldkur und das Sivesan-Pulver.

Birnhonig

Vom Birnhonig (Rezept, siehe Seite 98) schwärmt Hildegard, weil er alle üblen Säfte im Menschen vernichtet und ihn reinigt. Er soll hilfreich sein bei Migräne, Kopfschmerz oder Atembeschwerden. Hildegard beschreibt den Birnhonig mit folgenden Worten:

»Nimm aber Birnen und zerschneide sie, und wirf dabei ihre Kerne weg und koche sie stark im Wasser und zerquetsche, was wie Breimus wird, und nimm Bärenwurz und Galgant weniger als Bärenwurz und weniger Süßholz als Galgant und weniger Pfefferkraut als Süßholz; oder wenn du keine Bärenwurz hast, nimm Fenchelwurzel, und pulverisiere dies und mische diese Pulver zusammen, und lege sie in mäßig erwärmten Honig, und füge die vorgenannten Birnen bei, und mische es unter heftigem Rühren zusammen.«

Diese Mixtur soll dreimal täglich eingenommen werden: morgens nüchtern 1 Teelöffel, nach dem Essen 2 und abends 3 Esslöffel.

Die Goldkur mit Goldteig und Goldkeks

Zur allgemeinen Erhaltung der Gesundheit, bei Gicht, Grippeanfälligkeit und Magenproblemen, bei Rheuma, Arthritis und Polyarthritis setzt Hildegard auf Gold.

Gott sieht alles – und Hildegard spricht als die von ihm in Dienst genommene Seherin. (Scivias)

»Das Gold ist warm, und es hat eine gewisse Natur wie die Sonne, und ist sozusagen von der Luft. Aber ein Mensch, der unter Gicht leidet, der nehme Gold und koche es so, dass nichts Schmutziges in ihm und dass nichts davon verschwinde, und so pulverisiere er es ... Aber wenn ein gesunder Mensch das macht, dann wird es ihm die Gesundheit erhalten, und wenn er krank ist, wird er gesund sein.«

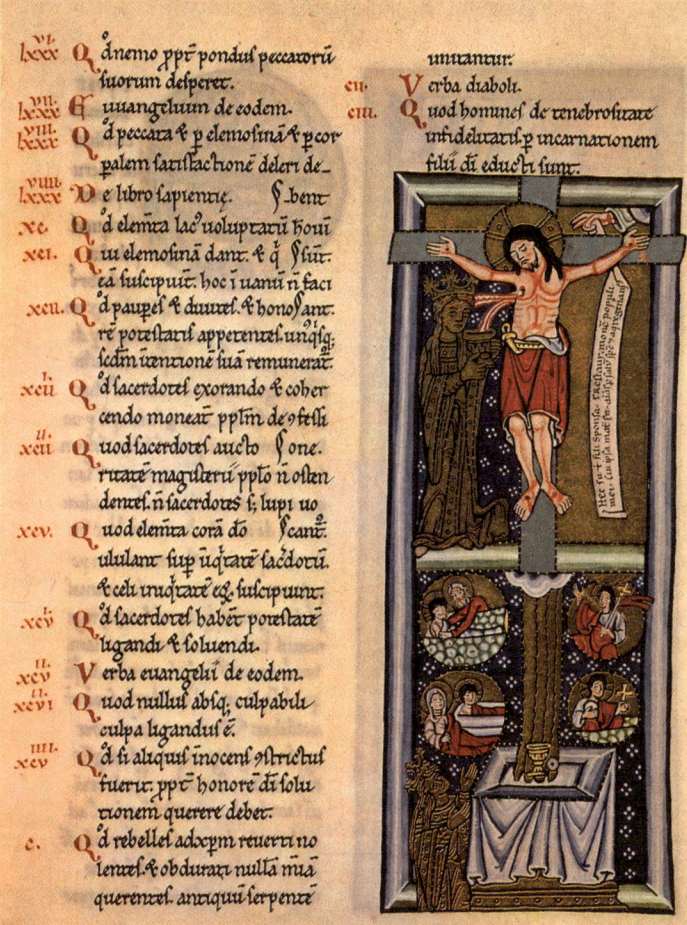

Das Sivesan-Pulver

Wer stark wetterfühlig ist, einen schwachen Kreislauf oder zu niedrigen Blutdruck hat, wer unter Verstopfung und Verdauungsschwäche leidet, wer sich kraftlos und erschöpft fühlt, dem ist nach Hildegard das Sivesan-Pulver eine Hilfe:

»Und dieses Pulver hält den Menschen, der gesund ist, gesund, den Kranken aber stärkt es ... und verleiht ihm Kräfte und es vermittelt eine gute und schöne Gesichtsfarbe, und jedem Menschen ... nützt es, wenn es nach dem Essen gegessen wird!«

Die Pulvermischung besteht aus vier Teilen Fenchel, zwei Teilen Galgant und einem Teil Diptam. Es empfiehlt sich, davon 1 Teelöffel in ½ Glas warmem Wein 30 Minuten nach dem Mittagessen einzunehmen. Dieses wunderbare Universalmittel gegen Migräne und zur (Blut-)Reinigung gibt es als fertige Mischung auch im Fachhandel zu kaufen.

Das heilende Prinzip liegt im Menschen selbst. Im Gebet lässt Gott ihm Heilungsenergien zufließen. (Scivias)

In der Praxis geht die Kur so vonstatten: Aus 1,2 Gramm Goldpulver, 2 Esslöffel Dinkelmehl und 2 Esslöffel Wasser einen Teig zubereiten. Den Teig halbieren. Die eine Hälfte am ersten Tag 30 Minuten vor dem Frühstück essen. Den restlichen Teig am zweiten Tag im Backofen bei 180 °C etwa 15 Minuten als Keks backen und 30 Minuten vor dem Frühstück einnehmen.

FASTEN UND RÜCKBESINNEN AUF GOTT

Heilfasten ist eine sanfte und schonende Art des Fastens. Der bewusste Verzicht auf feste Nahrung ist bei Hildegard stets mit der intensiven Zuwendung zu Gott verbunden.

Das Heilfasten nach Hildegard von Bingen ist eine entgiftende Heilanwendung – die ideale Methode, um den Körper zu entschlacken und der Seele etwas Gutes zu tun. Es fördert die geistige Klarheit und ist zugleich auch religiöse Übung, dic den Menschen wieder slärker an Gott bindet. Die gute Wirkung und der Erfolg sind abhängig von der Haltung des Fastenden. Der wohltuende Effekt stellt sich nur ein, wenn man positiv gestimmt ist. Während des Fastens sollte man möglichst frei von beruflichen und anderen Verpflichtungen sein. Wer länger als eine Woche fasten und seinen Körper reinigen will, braucht ärztliche Begleitung.

Wann ist Heilfasten sinnvoll?

Bei Stoffwechselerkrankungen, Rheuma, Gicht, Arthritis oder Arthrose, bei Bluthochdruck und Hauterkrankungen kann Fasten den Heilungsprozess günstig beeinflussen. Vorsicht bei Krankheiten! Nicht fasten sollten Kinder, Schwangere, Stillende sowie Patienten mit Schilddrüsen-, Herzkreislauf- oder Krebserkrankungen, mit schwerer Schilddrüsenüberfunktion oder schwerer Diabetes mellitus und Personen über 70.

Beim Fasten verzehrt der Körper körpereigene Nahrungsdepots und lebt aus sich selbst heraus. Man bekommt keine schlechte Laune, denn vom zweiten Tag an veranlasst das Gehirn die Produktion von Glückshormonen, den Endorphinen, die euphorisierend wirken. Damit das Fasten auf Körper und Seele wie ein gründlicher Frühjahrsputz wirkt, schlägt Hildegard eine Fastenzeit von sechs bis zehn Tagen vor. In dieser Zeit wird völlig auf den Genuss von fester Nahrung verzichtet, sehr viel getrunken und ein- bis zweimal täglich eine Fastensuppe genommen.

Hildegard-Heilfasten geht in einem Viererschritt vor sich und beginnt mit drei bis vier vorbereitenden Entlastungstagen, danach kommt der Abführtag, der die maximal acht Fastentage einläutet. Abschließend folgen drei Aufbautage. Der anschließende Spezialteil stellt Ihnen den Fastenplan für maximal 14 Tage im Detail vor.

ENTGIFTEN UND HEILFASTEN NACH PLAN

Diese italienische Buchmalerei von 1230 zeigt Hildegard, die eine ihrer Visionen schaut. (Liber divinorum operum)

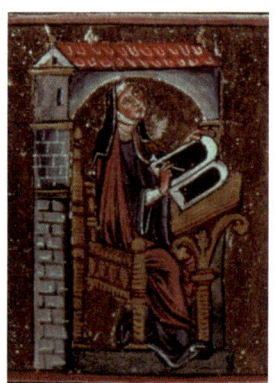

»Wenn manche Menschen auf übertriebene Weise beim Essen enthaltsam sind, so dass sie ihrem Körper die richtige, angemessene Stärkung durch das Essen nicht gewähren ... dann kommt es manchmal vor, dass in ihrem Körper ... heftige Unruhen entstehen.«

So schreibt Hildegard über das unvernünftige Fasten. Aber auch das vernünftige Fasten ist bei ihr mehr als nur eine Entgiftung des Körpers. Es ist eine religiöse Angelegenheit mit dem tieferen Sinn einer Selbst- und Gotterkenntnis. Seit es Menschen gibt, wurde gefastet, meist als natürliche Hygiene-Maßnahme zur Erneuerung der körperlichen, geistigen und seelischen Gesundheit.

Fastensuppe und -getränke

Hildegard schlägt eine Fastenzeit von sechs bis zehn Tagen vor. Fasten Sie auf eigene Faust und zu Hause, beträgt die maximale Fastenzeit eine Woche. In dieser Zeit verzichten Sie völlig auf feste Nahrung, trinken aber sehr viel. Unterstützend gibt es ein- bis zweimal täglich diese Fastensuppe:

1 Tasse Dinkelkörner zusammen mit etwas Suppengemüse, Sellerie, Fenchel und Möhren etwa 30 Minuten leicht kochen lassen. Dann je nach Geschmack Basilikum, Dill, Petersilie und Bertram beigeben. Mit Galgant und 1 Prise Salz würzen. Die Suppe durch ein Sieb in eine große Tasse gießen und warm trinken.

Fastengetränk ist Fencheltee – aus Fenchelkörnern oder Aufgussbeuteln zubereitet; außerdem abgekochtes, leicht temperiertes Wasser.

Ingwer-Abführkekse und Herzwein

Das Abführen geschieht bei Hildegard mit Ingwer-Ausleitungskeksen, die aus Ingwer, Dinkelmehl, Zitwer, Süßholz und Wolfsmilchsaft bestehen und die in Drogerien oder Apotheken erhältlich sind. Sollten die Kekse nicht ausreichen, kommen Klistier oder Einlauf zum Einsatz. Diese bekommen Sie heute in praktischen und problemlos anwendbaren Minifertigmischungen in der Apotheke.

Gegen die bei jeder Fastenkur möglichen Umstellungsprobleme des Kreislaufes hilft der Hildegard-Herzwein:

Für den Herzwein – auch Petersilienwein – 1 Bund Petersilie (8–10 Stängel) 5 bis 8 Minuten in 1 Liter gutem Weißwein kochen. Die Kräuter abseihen, dann 1 bis 2 Esslöffel Weinessig und 250 Gramm Honig zugeben. Das Ganze nochmals kurz erhitzen und 3 bis 4 Minuten kochen lassen, dann heiß in sterile Flaschen abfüllen. Von dem Herzwein zwei- bis dreimal täglich 1 Likörglas trinken.

Durch das viele Trinken und die Fastensuppe kommt es selten zu einem Hungergefühl; der Körper wird ausreichend mit Spurenelementen versorgt, und der Elektrolyt-Haushalt bleibt im Gleichgewicht.

Das passiert beim Fasten im Körper

Werden dem Körper keine Nahrungsmittel mehr geliefert, stellt er sich auf eine andere Form der Energiegewinnung um. In den ersten 24 Stunden ohne Nahrungszufuhr greift er seine eingelagerten Reserven an und entzieht den Muskeln und der Leber die dort gespeicherten Glykogen-Reserven. Glykogene sind leicht in Energie umwandelbare Kohlenhydrate.

Als nächstes verbraucht er die Eiweiß-Reserven aus dem Blut, den großen und kleinen Gefäßen, der Leber, der Bauchspeicheldrüse und dem Darm. Nach etwa zweitägigem Fasten werden auch die körpereigenen Fettdepots angegangen und eingeschmolzen. Gewichtsverlust ist das erste sichtbare Resultat.

Die gesundheitsfördernde Wirkung des Heilfastens besteht vor allem darin, dass der Körper jetzt die Energie, die er sonst zum Verarbeiten der täglichen Nahrung braucht, jetzt zum Entschlacken und Entgiften nutzen kann. Leber, Lunge, Nieren, Blase, Darm und Haut scheiden die entstandenen Stoffwechselschlacken aus. Das Blut wird von Giftstoffen und ungesunden Zell-Abbauprodukten gereinigt, die zirkulierende Blutmenge verdünnt sich und verteilt sich besser im Kreislauf. Das Herz arbeitet leichter, Blutstauungen lösen sich auf, niedriger bzw. erhöhter Blutdruck normalisieren sich.

Heilfasten hilft dem Körper, übermäßige Reserven aufzubrauchen und Stoffwechselschlacken abzubauen.

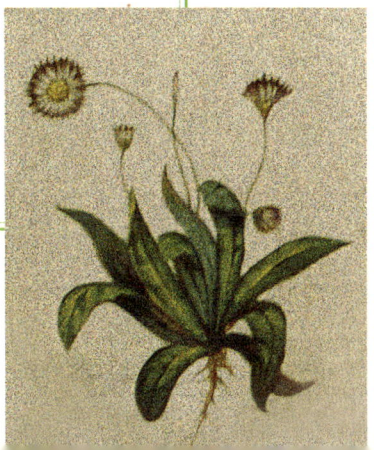

Fastenhilfen

🌿 Fastengruppe: Wer noch nie gefastet hat, sollte die ersten Male in einer Gruppe fasten. Hier können Tiefpunkte oder kritische Momente gemeinsam verarbeitet werden.

🌿 Wärme ist beim Fasten ebenfalls ein wichtiger Faktor, weil der Körper auf »Sparflamme« schaltet. Man friert leichter. Warme Kleidung und eine Wärmflasche sind daher wichtige Fastenutensilien.

🌿 Natürlich Verhalten und tun, wonach der Körper verlangt: Wer müde ist, schläft, wer sich bewegen will, ist in Maßen sportlich.

Meditieren und den Geist beruhigen

Fasten ist körperliche Disziplinierung und spirituelle Leistung. Der Fastenprozess beflügelt die geistige Leistungsfähigkeit und beeinflusst das seelische Befinden positiv.

»Wir müssen auf die Stimme unserer Seele hören, wenn wir gesunden wollen!«

Heilfasten ist keine Diät oder Schlankheitskur: Im Vordergrund steht die innere Reinigung des Körpers.

ermahnt Hildegard. Ein praktisches Mittel hierfür ist die Meditation. Um dabei den Geist zu konzentrieren und ihn zur Ruhe zu bringen, braucht es einen ruhigen, ungestörten, nicht zu hellen Ort. Zum Meditieren bequem, aber aufrecht auf dem Boden sitzen. Die Kleidung sollte nicht beengen oder einschnüren. Auf den Atemgang achten: Den Atem entspannt und frei fließen lassen. Beim Ein- und Ausatmen konzentriert man sich jeweils auf einen einzigen Gedankengang, der am besten in kurze und einprägsame Sätze gefasst ist. Die einmal gewählten Sätze bleiben während der Fastenzeit immer dieselben.

Fasten und Trinken

Beim Fasten ist viel trinken Pflicht! Mit der getrunkenen Flüssigkeit steht und fällt der Erfolg bei der Kur. Hildegard hat zum Trinken eine eindeutige Meinung:

»Denn wenn der Mensch ... nicht tränke, würde er schwerfällig in geistiger und körperlicher Hinsicht. Es würde auch keinen guten Blutsaft herbeiführen, und er könnte darum keine gute Verdauung haben.«

Auch hier verweist sie auf das rechte Maß in allen Dingen. Zu viel trinken während des Essens ist ebenfalls unbekömmlich und der Verdauung abträglich. Der Mensch besteht zu etwa 60 Prozent aus Wasser. Dieser Wert muss einigermaßen konstant gehalten werden. Wenn der Mensch normal trinkt und nicht außergewöhnlich schwitzt, beträgt der tägliche Flüssigkeitsverlust etwa 35 Milliliter pro Kilogramm Körpergewicht. Das sind bei einem Menschen mit 70 Kilogramm Körpergewicht um die 2,4 Liter Flüssigkeit. Trinken wir weniger, muss der Körper haushalten und kann nicht so viel ausscheiden. Er spart – was zu einer Mangelfunktion führt. Wird also die

abgegebene Menge Flüssigkeit nicht regelmä-
ßig aufgefüllt, kann es zu Gallen- und Nierensteinen, Stuhlverstopfung, Kreislaufstörungen,
aber auch zu Schrumpfungsprozessen in den
Bandscheiben und den Gelenkknorpeln kommen. In der normalen Nahrung (ohne Getränke) sind etwa 0,5 bis 0,75 Liter Flüssigkeit
enthalten. Diese Flüssigkeit fehlt beim Fasten
und muss zusätzlich aufgenommen werden.
Nur wenn genügend Flüssigkeit im Körper vor-
handen ist, können Giftstoffe schnell und effi-
zient abgebaut und ausgeschwemmt werden.
Damit Sie einen genauen Überblick über die
im Verlauf des Tages aufgenommene Flüssig-
keitsmenge behalten, ist es sinnvoll, den
gesamten Fencheltee für den Tag schon am
Morgen zuzubereiten. Oder aber man füllt
mehrmals täglich eine Thermoskanne mit
frisch zubereitetem Tee. Mit Hilfe einer Strich-
liste behält man den Überblick über die
bereits getrunkene Menge. Am Abend muss
dann der vorbereitete Tee komplett getrunken
sein, mindestens 3 Liter pro Tag. Wie beim
Essen werden auch hier kleinere Portionen
über den Tag verteilt getrunken, z. B. jedes
Mal, wenn der Magen knurrt
Wem der Fencheltee oder das abgekochte
Wasser widerstreben, der kann auch aus-
nahmsweise Gemüse- oder Obstsäfte trinken:
stark verdünnt mit natriumarmem und nur
leicht kohlesäurehaltigem Mineralwasser. Der
Körper sollte nämlich in der Phase der Entschlackung und Reinigung nicht unnötig
aggressiver Frucht- oder Gemüsesäure ausge-
setzt werden.

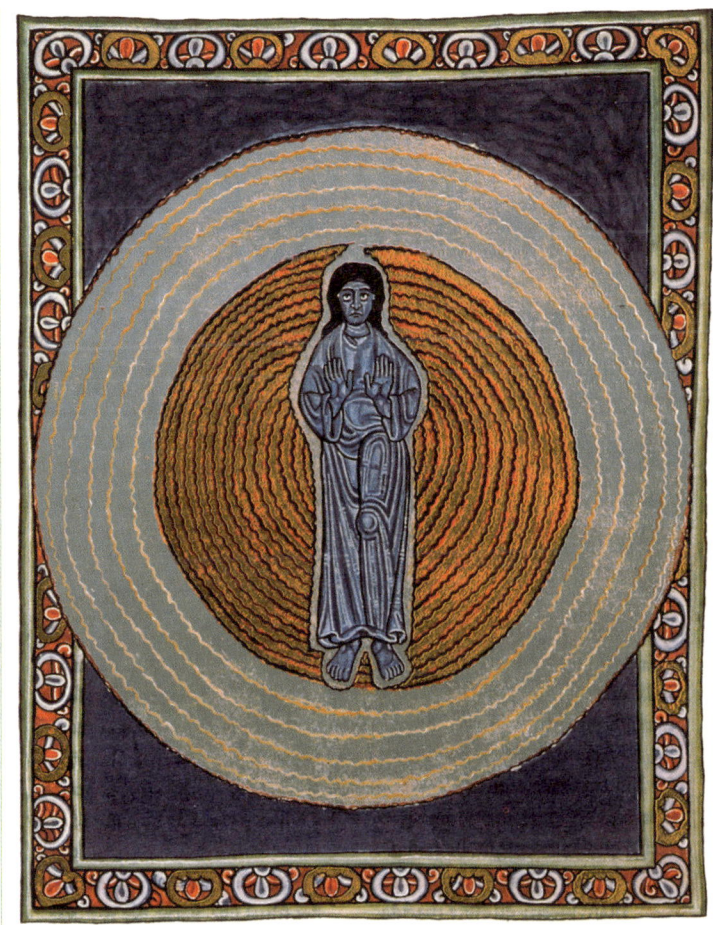

Hildegards
behandelt
ganzheitlich.
Ihr Vorbild
ist Christus
als Arzt und
Heiland der
Welt.
(Scivias)

IHR FASTEN-PLAN FÜR 1 BIS 2 WOCHEN

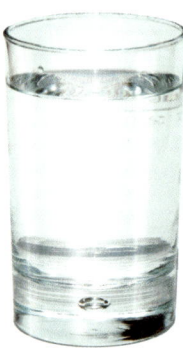

Entlastungstage

In den drei bis vier Entlastungstagen vor der Fastenkur stellen Sie Ihre Kost um.

Ihr Fasten-plan unter-scheidet Entlastungs-, Fasten-und Aufbautage.

 ***Ernährung:*** Trinken Sie viel Fencheltee. Verzichten Sie auf tierisches Eiweiß und bevorzugen Sie leicht verdauliche Speisen und rein Pflanzliches, z. B. Dinkelvollkornbrot, Vollkornreis, Kartoffelbrei, Salate. Statt eines Frühstücks gibt es bis zum Mittag etwas Obst.

 ***Hilfen:*** Bereiten Sie sich geistig auf das Fasten vor. Lösen Sie sich vom Alltag. Dosieren Sie Kontakte, schränken Sie Zeitungslektüre, Fernseh- und Radiokonsum ein.

Abführtag

Erster Fastentag ist der Abführtag. Zum Abführen Ingwer-Ausleitungskekse (siehe Seite 31) nehmen.

 ***Ernährung:*** Zum Frühstück gibt es einige Äpfel. Mittags essen Sie die oben erwähnte Fastensuppe und trinken Fencheltee.

 ***Hilfen:*** Am ersten Morgen nehmen Sie nur 1 Ingwerkeks, eventuell mit einem Schluck Herzwein. Bleibt der gewünschte Effekt aus, nehmen Sie am zweiten Morgen 2 Ingwerkekse. Wenn am dritten Tag noch kein Erfolg erzielt wurde, machen Sie ein Klistier. Auch wenn man gar nichts isst, erzeugen die Darmbakterien pro Tag etwa 50 Gramm Abfall, der ausgeschieden werden sollte. Täglicher Stuhlgang ist gut, jeden zweiten Fastentag ausreichend.

Fastentage

Nach dem Abführen beginnt das Vollfasten mit acht Fastentagen. Lassen Sie sich mit dem Aufstehen Zeit, nehmen Sie den Ingwerkeks ein, bleiben Sie eine Weile liegen.

 ***Ernährung:*** Ihr »Frühstück« ist Fencheltee und/oder Dinkelkaffee. Die ersten beiden Vollfastentage kann noch normal gearbeitet werden, danach treten Sie kürzer und gönnen Ihrem Körper mehr Ruhe. Mittags und

abends trinken Sie in kleinen Schlucken Ihre nicht zu heiße Fastensuppe.

🌿 **Hilfen:** Nach dem Mittag- und Abendessen machen Sie einen Leberwickel und legen sich etwa eine halbe Stunde ins Bett. Für den Leberwickel ein Frotteehandtuch in heißes Wasser tauchen. Leicht auswringen. Auf den Oberbauch legen und noch eine Wärmflasche darauf packen. Die feuchte Wärme des Wickels unterstützt die Leber, die größte Drüse im menschlichen Körper, bei ihrer intensiven Entgiftungsarbeit. Danach machen Sie einen Verdauungsspaziergang. Hören Sie auf Ihren Körper und gehen Sie abends rechtzeitig ins vorgewärmte Bett.

Aufbautage

Die Aufbautage sind die drei Tage nach der Fastenwoche, mit denen Sie den Körper wieder an normale Kost gewöhnen. Lassen Sie es gleichfalls mit körperlicher Arbeit langsam angehen.

🌿 *Ernährung 1. Aufbautag:*

Ein Bratapfel ist das Frühstück. 1 gewaschener Apfel wird für 30 Minuten bei mittlerer Hitze im Backofen gebacken. Zum Essen kann er mit Zimt bestreut werden. Als Mittag- und Abendessen gönnen Sie sich eine Fastensuppe, aus der Sie die Körner und das Gemüse aber nicht abseihen. Kauen Sie die festen Bestandteile der Suppe sorgfältig durch.

🌿 *Ernährung 2. Aufbautag:*

Der Tag beginnt mit dem Aufbau-Frühstück. Dazu etwa 50 Gramm Dinkelflocken mit rund 400 Milliliter Wasser mischen. 1 klein geschnittenen Apfel, je 1 Prise Galgant, Zimt und Bertram dazugeben. Mit 1 Teelöffel Honig abrunden. Alles zusammen 3 Minuten kochen. Vor dem Essen eventuell noch 1 Esslöffel Flohsamen unterrühren.

Auch mittags steht Dinkel auf dem Speiseplan, als Dinkelreis, -risotto (siehe Seite 121) oder Dinkelsuppe. Sie können aber auch eine Hühnerbrühe zu sich nehmen. Für das Abendbrot (siehe Seite 118) bereiten Sie sich ein Dinkelbrot mit vegetarischem Brotaufstrich und etwas Butter oder mit wenig Hühner- oder Putenfleisch zu.

🌿 *Ernährung 3. Aufbautag:*

Jetzt können Sie wieder fast normal essen. Mit Genuss, in aller Ruhe und auf mehrere kleinere Mahlzeiten über den Tag verteilt. Verzichten Sie noch einige Zeit auf schwer Verdauliches wie Schweinefleisch, Wurst und stark fetthaltige Nahrung.

🌿 **Hilfen:** Bei leichter Verstopfung in den Aufbautagen bis zu dreimal täglich Flohsamen einnehmen, jeweils 1 Teelöffel mit 1 Glas Wasser oder Tee. Dabei den Flohsamen in den Mund nehmen und sofort mit der Flüssigkeit hinunterspülen. Der Samen benötigt viel Flüssigkeit zum Quellen, deshalb trinken Sie reichlich dazu.

Hildegards Fastenwoche reinigt Organismus und Seele von krankmachenden Einflüssen.

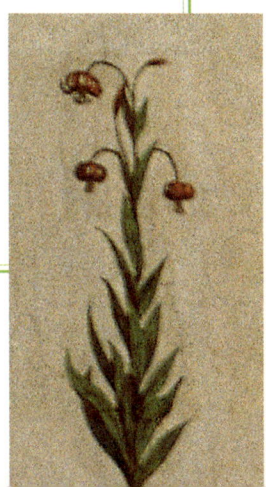

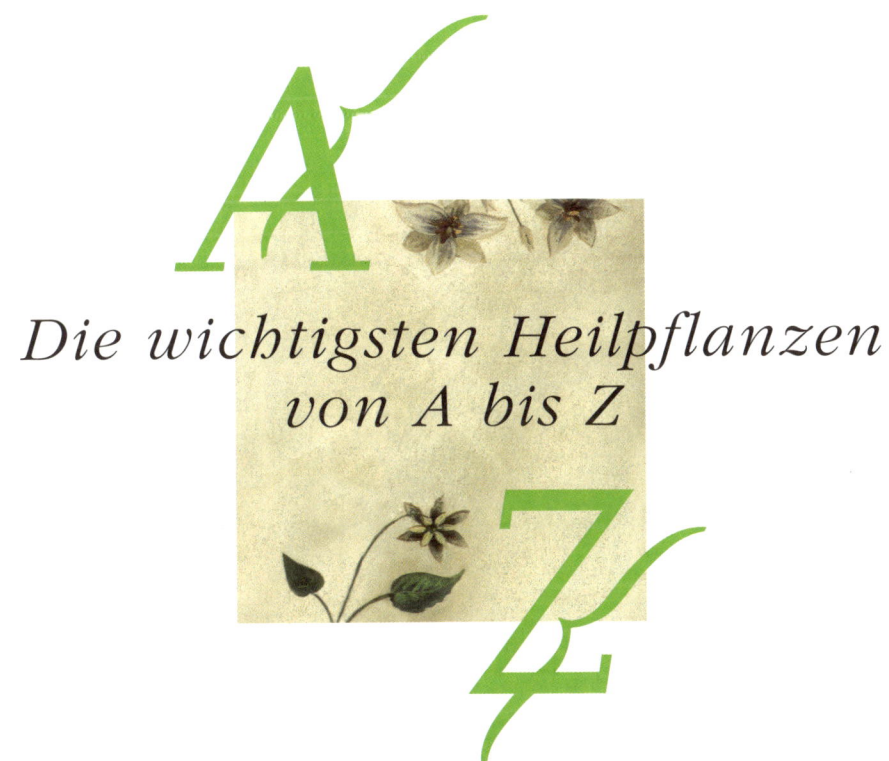

Die wichtigsten Heilpflanzen von A bis Z

HEILKRÄUTER FÜR EIN GESUNDES LEBEN

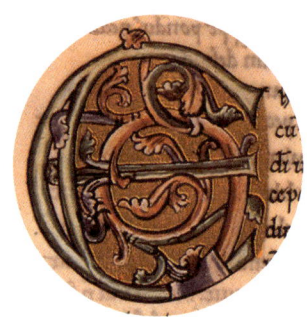

»Die Erde nämlich zeigte mit nützlichen Kräutern den Umgang (infolge) der geistigen Beschaffenheit des Menschen, indem dieser (die Kräuter) unterschied; aber mit unnützen Kräutern zeigt sie die unnützen und dämonischen Charakterzüge (des Menschen).«

Was Hildegard da im Vorwort ihrer »Physica« über die Heilpflanzen schreibt, lässt sich auf die therapeutisch nutzbaren Kräfte der Natur insgesamt übertragen. Jedes Kräutlein hat besondere Eigenschaften und Kräfte – positive wie negative. Die Einteilung nach Vitamingehalt oder Mineralstoffanteil ist nach Hildegard nicht ausreichend. Vielmehr müsse die ganze Pflanze mit ihren sämtlichen Inhaltsstoffen als gesamt wirkendes Medium gesehen werden.

Eine der wenigen Möglichkeiten zur Behandlung von Krankheiten im Mittelalter war die Kräutermedizin der Klöster. Die Heilmittel bestanden hauptsächlich aus pflanzlichen, mineralischen oder tierischen Stoffen und waren von dem, der sie verabreichte, oft nicht zu trennen. Die Kombination von Heilkraft und Glaube an den Heilsmittler dürfte die Heilwirkung der Salben, Tees, Tinkturen befördert haben.

Weshalb helfen Heilpflanzen?

Hildegard ging davon aus, dass der Mensch die Elemente, aus denen sich sein Körper zusammensetzt, auch in der Natur findet. Ist er krank, kann er seinen Mangel an Kräften mit Hilfe der Natur ausgleichen.

Obwohl Hildegard selbst ihre medizinischen Kenntnisse allein auf göttliche Schau zurückführte, darf man wohl annehmen, dass sie die Handbücher der Klostermedizin ebenso kannte wie das Wissen der Kräuterweiblein aus der Volksmedizin und die antiken Medizinschriften. Nicht zuletzt zählt auch ihre eigene langjährige praktische Erfahrung.

In der »Physica« beschäftigt sie sich mit über 200 Pflanzen als Heilmittel auf natürlicher Basis und zugleich als Träger göttlicher Kräfte. Wenn wir uns heute mit den Heilpflanzen nach Hildegard befassen, so unter dem Aspekt der Unbedenklichkeit. Denn was natürlich ist, ist nicht automatisch gut und heilsam oder unschädlich. Man denke nur an

Beispiele wie Herbstzeitlose, Maiglöckchen, Schierling und Tollkirsche.

In der nachfolgenden Sammlung der Heilpflanzen von A wie Akelei bis Z wie Zimt finden Sie eine kleine Auswahl der Heilpflanzen, die Hildegard verwendet. Beachten Sie, dass etliche wild vorkommende Pflanzen mittlerweile unter Naturschutz stehen und nicht gepflückt werden dürfen. In solchen Fällen sollten Sie selbst gärtnerisch tätig werden oder sich das getrocknete Kraut in der Apotheke besorgen. Verwenden Sie bei den Heilpflanzen immer nur die jeweils beschriebenen Teile: Wurzel, Rinde, Blüten, Blätter oder Kraut (= die ganze Pflanze ohne Wurzel). Die unterschiedlichen Pflanzenteile haben nämlich auch unterschiedliche Inhaltsstoffe.

Wir haben für Sie die verschiedenen Heilanzeigen aufgelistet, Anwendungsmöglichkeiten, die auch heute noch sinnvoll sind, und die Bemerkungen Hildegards über die jeweilige Pflanze. Die Übersicht zeigt Ihnen verschiedene Formen der Therapieunterstützung mit Hildegard-Heilpflanzen. Die Liste der Heilkräuter und ihrer Anwendung soll Sie aber nicht dazu verleiten, ernsthafte Erkrankungen ohne Arzt heilen zu wollen. Konsultieren Sie immer einen Arzt, einen Heilpraktiker oder einen Apotheker, der mit der Hildegard-Heilkunde vertraut ist. Denn eine Krankheit muss zunächst einmal diagnostiziert werden, erst dann kann man sie therapieren.

Ausschlaggebend für den Behandlungserfolg sind nach Hildegard auch Menge und Dosierung. Sie schreibt dazu:

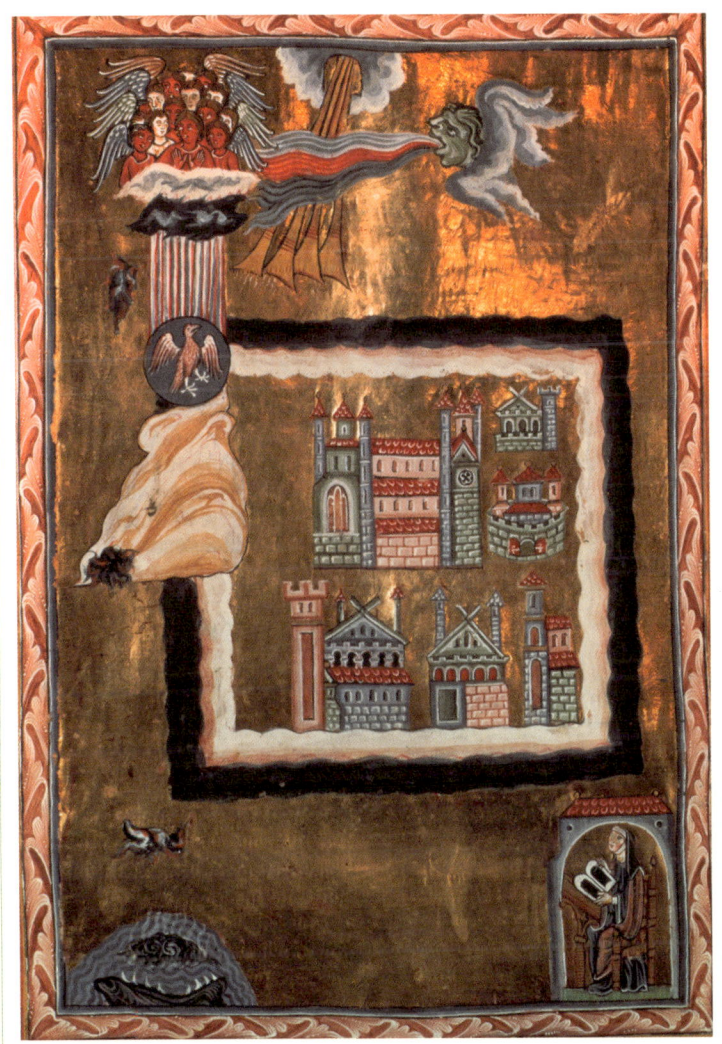

»Werden sie aber von jemand genommen, so soll er dies mit dem rechten Maß und bei Bedarf vernünftig gebrauchen … so bringen auch diese Kräuter mehr Schaden als Gesundheit, wenn er sie nicht ordnungsgemäß nimmt.«

Ihre Visionen sollte Hildegard »mit Sorgfalt« aufzeichnen. (Liber divinorum operum)

AKELEI

*Der Gattungsname
der Akelei »Aquilegia«
dürfte sich vom lateinischen
»aquila« für Adler ableiten,
da ihre Blütensporne
Adlerkrallen ähneln.*

**»Die Akelei ist kalt ... Wer viel Schleim
auswirft, der beize Akelei in Honig
und esse sie oft ... Wer aber Fieber hat,
der zerstoße Akelei, und er seihe ihren
Saft ..., und ... gebe er Wein bei, und so
trinke er oft, und es wird ihm besser
gehen.«**

**Hildegard war
nachweislich
die Erste,
die die ver-
schiedenen
Akeleiarten
beschrieb.**

Hildegard hat viele Wirkungsweisen dieser
wild wachsenden, geschützten Pflanze festge-
halten, deren intensiv blaue Blüten von Mai
bis Juli erscheinen. Die Gemeine Akelei –
auch Waldakelei – liebt kalkhaltige Böden und
ist auf Wiesen und in Laubwäldern zu Hause.
Zusammen mit Rittersporn, Trollblume, Eisen-
hut und Anemone gehört sie zur Familie der
Hahnenfußgewächse (Ranunculaceae).
Akeleipflanzen oder -samen gibt es in jeder
Gärtnerei.

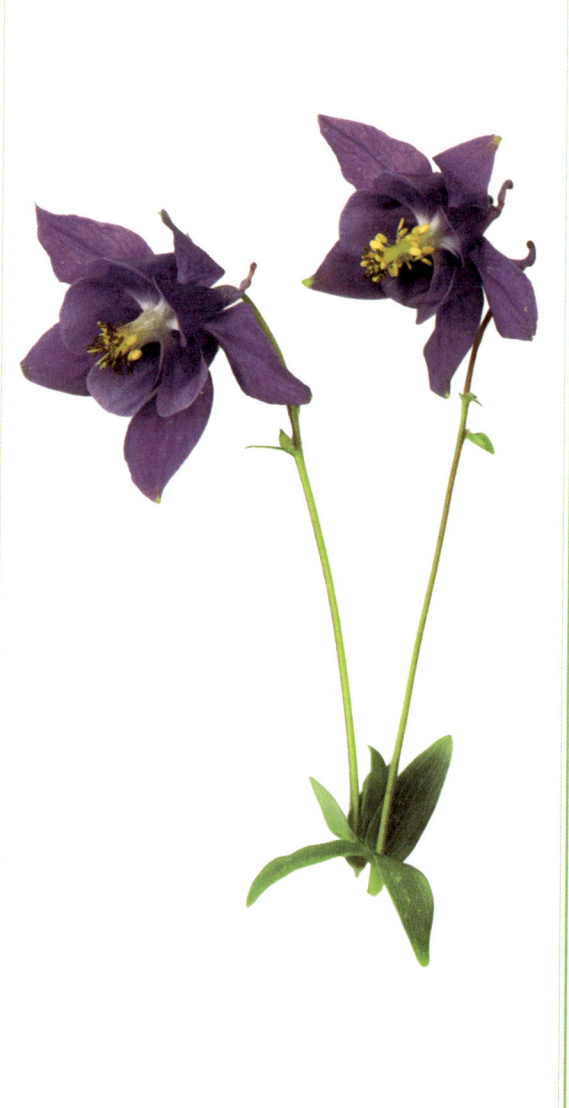

[AQUILEGIA VULGARIS]

Verwendeter Pflanzenteil/Ernte:
Akeleikraut/vor und während der Blüte

Indikation 1

Mandelentzündung, Bronchitis, Katarrh der oberen Luftwege, Schnupfen

ANWENDUNG

Etwa 1 Esslöffel fein geschnittenes Akeleikraut auf 1 Glas Honig geben und gut vermischen. Von diesem Akelei-Honig zwei- bis dreimal täglich 3 Messerspitzen pur einnehmen.

Indikation 2

Fieber, bei fiebrigen Erkältungen als unterstützendes Heilmittel und zur Vorbeugung

ANWENDUNG

3 bis 5 Tropfen Akeleisaft (Apotheke) in 1/8 Liter Weißwein geben und über den Tag verteilt bis zu fünfmal 1 Likörglas davon trinken.

Wichtig!
Die Akelei enthält schwach giftige Stoffe und sollte daher nur in geringen Mengen eingenommen werden, wie in den Rezepten angegeben.

A N D O R N

Für Hildegard war der filzig weiß behaarte Andorn fast ein Wundermittel, das für die verschiedensten Krankheitsbilder eingesetzt werden konnte.

»Der Andorn ist warm ... Wer in der Kehle krank ist, der koche Andorn in Wasser, und er siebe jenes gekochte Wasser durch ein Tuch, und er füge zweimal so viel Wein bei, und er lasse es ... in einer Schüssel aufkochen unter Beigabe von genügend Fett, und so trinke er es oft, und er wird ... geheilt werden ... Wer Husten hat, der nehme Fenchel und Dill in gleichem Gewicht und er füge ein Drittel Andorn bei, und er koche das mit Wein, und dann siebe er es durch ein Tuch und trinke es, und der Husten wird weichen.«

Der Weiße Andorn ist ein Lippenblütler (Lami-aceae) und ähnelt der Taubnessel. Das aus-dauernde Kraut wächst an mäßig feuchten, sonnigen Standorten. Sein stumpf vierkantiger Stängel und die Blätter sind behaart. Die wei-ßen Blüten (Juni–August) stehen in dichten, fast kugeligen Scheinquirlen in den Blattach-seln. Wild wachsender Andorn ist geschützt und darf nicht gepflückt werden. Ursprüng-lich kommt der Andorn aus Südeuropa und wurde schon im alten Griechenland als wich-tige Heilpflanze angebaut. Heute ist er halb vergessen, obwohl er eigentlich ein wahrer Tausendsassa ist mit einer heilsamen Wirkung auf die meisten Organsysteme des Menschen.

Tipp!

Andorn kann man gut im Garten an-bauen, da er ziemlich anspruchslos ist. Er ist winterhart und mehrjährig.

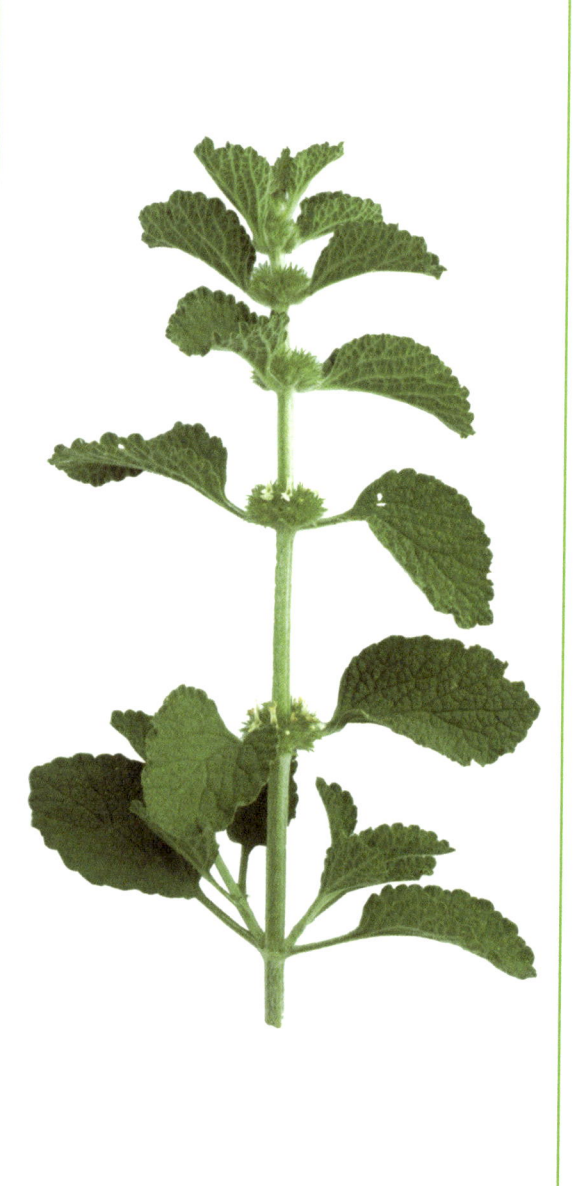

[MARRUBIUM VULGARE]

Verwendeter Pflanzenteil/Ernte:
Andornkraut/vor und während der Blüte

BASILIKUM

Basilikum ist als Heil-, Gewürz- und Gartenpflanze schon seit dem Altertum verbreitet. Der Name leitet sich vom griechischen »basilikon« = »königlich« – ab. »Basileus« ist eine alte griechische Bezeichnung für Herrscher. Als »Basiliska« wurden auch andere Pflanzen wie etwa die Drachenwurz benannt, denen man im Volksglauben antidämonische Kraft zuschrieb.

Indikation 1
Mandel-, Rachen- und Halsentzündungen

ANWENDUNG

1 Esslöffel Andornkraut einige Minuten in 1/8 Liter Wasser kochen und abseihen. 1 Glas Wein und 1 bis 2 Esslöffel Butter oder Sahne dazugeben. Nochmals aufkochen und warm trinken.

Indikation 2
Einfacher Husten

ANWENDUNG

4 Esslöffel Fenchelkraut, 4 Esslöffel Dillkraut und 3 Esslöffel Andornkraut mit 1 Flasche Wein etwa 5 Minuten kochen. Abseihen und in sterilisierte Flaschen füllen. Von diesem Elixier dreimal täglich 1 Likörglas zimmerwarm trinken.

Indikation 3
Eingeweide- und Leistenbrüche (Bindegewebsschwache)

ANWENDUNG

1 Esslöffel Andornkraut und 1 Glas Wein etwa 5 Minuten kochen, abseihen und 3 Esslöffel Honig zugeben. Diesen Andornwein kühl stellen und dreimal täglich 1 Likörglas davon trinken.

»Das Basilikum ist kalt. Aber ein Mensch, der an seiner Zunge die Lähmung hat, so dass er nicht sprechen kann, der lege Basilikum unter seine Zunge, und er wird die Sprache wiedererlangen. Aber auch wer starke Fieber hat, entweder Dreitage- oder Viertagefieber, der koche Basilikum in Wein und gebe Honig bei, und er seihe das, und er trinke das oft

nüchtern und nach dem Essen des Abends, und die Fieber in ihm werden weichen.«

Das einjährige Kraut mit dem starken, pfeffri-gen Aroma bildet reich verzweigte Stängel, die bis 60 Zentimeter hoch werden. Zwischen Juli und September entwickeln sich weiße bis röt-liche Lippenblüten. Basilikum liebt die Wärme und benötigt auch als Topfpflanze einen geschützten, sonnigen Standort. Eine Hand-breit über dem Boden geschnitten, treibt die restliche Pflanze noch einmal aus. Die höch-ste Konzentration an ätherischen Ölen enthält die Pflanze kurz vor der Blüte.

Verwendeter Pflanzenteil/Ernte:
Basilikumkraut/kurz vor der Blüte

Indikation
Drei- und Viertagefieber

ANWENDUNG
1 Bund frisches Basilikum in 1 Liter Wasser etwa 10 Minuten kochen, abseihen und 3 bis 4 Esslöffel Honig zugeben. Heiß in Flaschen abfüllen. 3 Likörgläser über den Tag verteilt jeweils vor dem Essen trinken. Ein viertes Glas Basilikum-Honig-Wein vor dem Schlafenge-hen nehmen.

Basilikum wird schon seit dem Altertum kultiviert. Aus Indien kam das »Königliche Kraut« über Persien und Griechenland nach Italien.

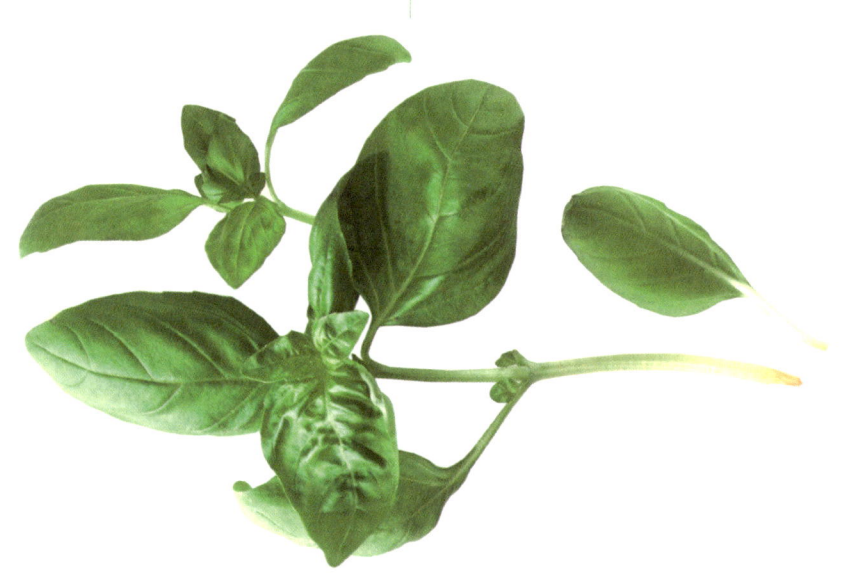

[OCIMUM BASILICUM]

BEIFUSS

In Hildegards Schriften zählt der Beifuß oder Wilde Wermut neben den verschiedenen Minzearten zu den Magenfreunden. Seine Bitterstoffe regen den Appetit und die Verdauungssäfte an.

»Der Beifuß ist sehr warm, und sein Saft ist sehr nützlich, und wenn er gekocht wird und in Mus gegessen wird, heilt er kranke Eingeweide, und er wärmt den kranken Magen. Aber wenn jemand isst und trinkt und davon Schmerzen leidet, dann koche er mit Fleisch, oder mit Fett oder in Mus oder in einer anderen Würze und Gemisch den Beifuß und esse ihn, und diese Fäulnis, die (der Kranke) sich durch frühere Speisen und Getränke zugezogen hat, nimmt er weg und vertreibt sie.«

So wenig Ansprüche er an Standort und Pflege stellt, so wichtig ist der Beifuß schon seit Jahrtausenden als Heilpflanze. Die winterharte Staude gehört zur großen Familie der Korbblütler mit etwa 300 Arten und wird bis zu 2 Meter hoch. Beifuß ist an Flussufern, Wegrändern, Waldrändern und Schuttplätzen zu Hause, in sonnigen oder halbschattigen Lagen. Seine unscheinbaren gelblichen oder rotbraunen Blüten zeigen sich von Juli bis September.

Schon römische Soldaten sollen ihre Sandalen mit Beifuß ausgelegt haben, um die Fußsohlen gesund zu halten.

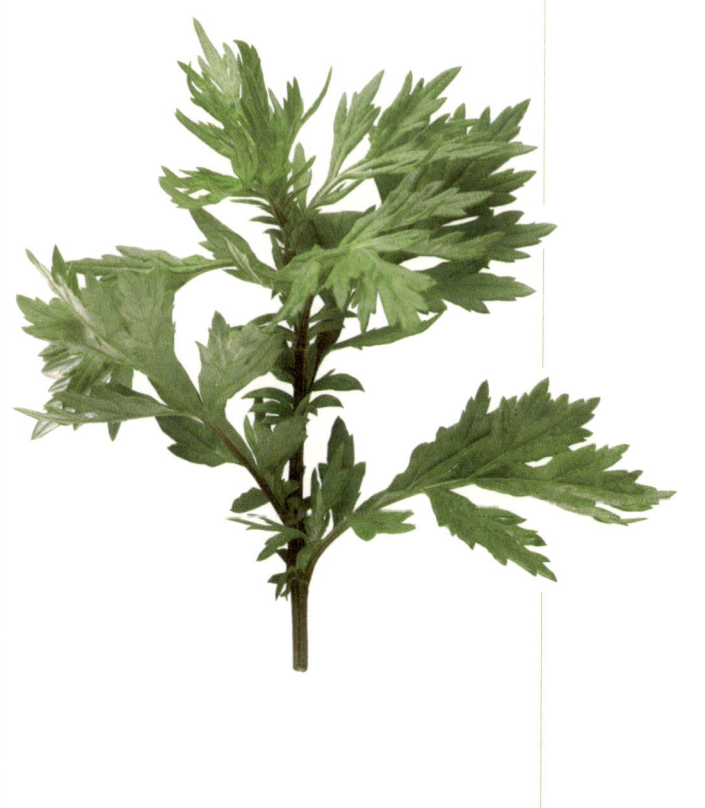

[ARTEMISIA VULGARIS]

BERTRAM

Hildegard hält in ihrem Heilwissen immer wieder zur Vorbeugung an. Sie empfiehlt Pflanzen auch für den gesunden Menschen, wenn sie ihn widerstandsfähiger machen. Wie zum Beispiel den Bertram.

Verwendeter Pflanzenteil/Ernte:
Blätter und Blütenrispen/zu jeder Zeit
während des Wachstums

Wichtig!
Beifuß stimuliert die Gebärmutter und war im Mittelalter eines der beliebtesten Mittel, eine verspätete Periode einzuleiten. Deshalb nicht während der Schwangerschaft anwenden!

Indikation

Verdauungsstörungen, Magenschmerzen, Resorptionsstörungen, verdorbener Magen, Magenschleimhautentzündung

ANWENDUNG

Als Gewürz zu fettem Gänse- oder Entenbraten. Frische Blätter und Blütenrispen, in Fett gedünstet, können wie Spinat als Beilage gereicht werden.

»Der Bertram ist von gemäßigter und etwas trockener Wärme, und diese rechte Mischung ist rein und erhält gute Frische ... für einen gesunden Menschen ist er gut zu essen, weil er die Fäulnis in ihm mindert und das gute Blut in ihm vermehrt und einen klaren Verstand ... bereitet. Aber auch den Kranken ... bringt er wieder zu Kräften, und im Menschen schickt er nichts unverdaut heraus, sondern bereitet ihm eine gute Verdauung ... und er bereitet reine Säfte im Menschen und macht seine Augen klar ... wenn ein Mensch ihn oft isst, vertreibt er von ihm die Krankheit und verhindert, dass er krank wird.«

Der Bertram gehört zu der Familie der Korb-
blütler (Asteraceae). Er liebt einen sonnigen
Standort und leicht kalkhaltige Böden. Seine
spindelförmige Wurzel kann sich bis zu
20 Zentimeter tief in die Erde hineingraben.
Die Blütenköpfe ähneln kleinen Margeriten.
Man kennt ihn auch als Römischen Bertram,
Speichelwurz und Zahnwurzel.

Tipp!

**Kaut man Bertramwurzel, lindern
die scharf schmeckenden Inhaltsstoffe
Zahnschmerzen.**

**Verwendeter Pflanzenteil/Ernte:
Bertramwurzel/im Herbst**

Indikation

Blutreinigend, stärkt den Verstand, Verschlei-
mungen im Kopf (Katarrh, Schnupfen), Brustfellentzündungen, Augenmittel, krankheits-
vorbeugend, verdauungsfördernd

ANWENDUNG

Drei- bis viermal täglich 1 Teelöffel Bertram-
pulver (Apotheke) pur oder auf Brot, oder als
Gewürz in Speisen.

Aufgrund
seiner Heil-
wirkung heißt
der Bertram
auch heute
noch Spei-
chelwurz
oder Zahn-
wurzel.

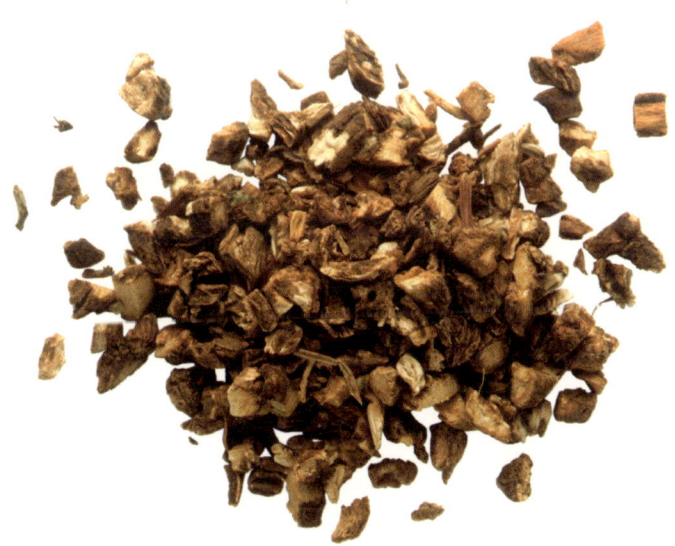

[ANACYCLUS PYRETHRUM]

B E T O N I E

*Die Betonie war eine der
angesehensten Heilpflanzen
der Antike und des
Mittelalters. Ein heute
in Vergessenheit geratenes
Kompliment lautete:
»Du hast so viele Tugenden
wie die Betonie.«
Zu Hildegards Zeit
galt die Pflanze
auch als wichtiges
Zaubermittel, vor allem
in Sachen
Liebeszauber.*

**Die Betonie
ist ein
Universal-
heilmittel,
das schon
Dioskurides
und Plinius
beschrieben.**

*»Und wer von falschen Träumen geplagt
zu werden pflegt, der habe Betonienkraut bei sich, wenn er abends schlafen
geht und wenn er schläft, und er wird
weniger falsche Träume sehen und
spüren ... Eine Frau, die zu unrechter
Zeit an zu starkem Monatsfluss leidet,
der auch unregelmäßig ist, lege das
Betonienkraut in Wein, damit er davon
den Geschmack annimmt, und sie trinke
oft, und sie wird geheilt werden ...«*

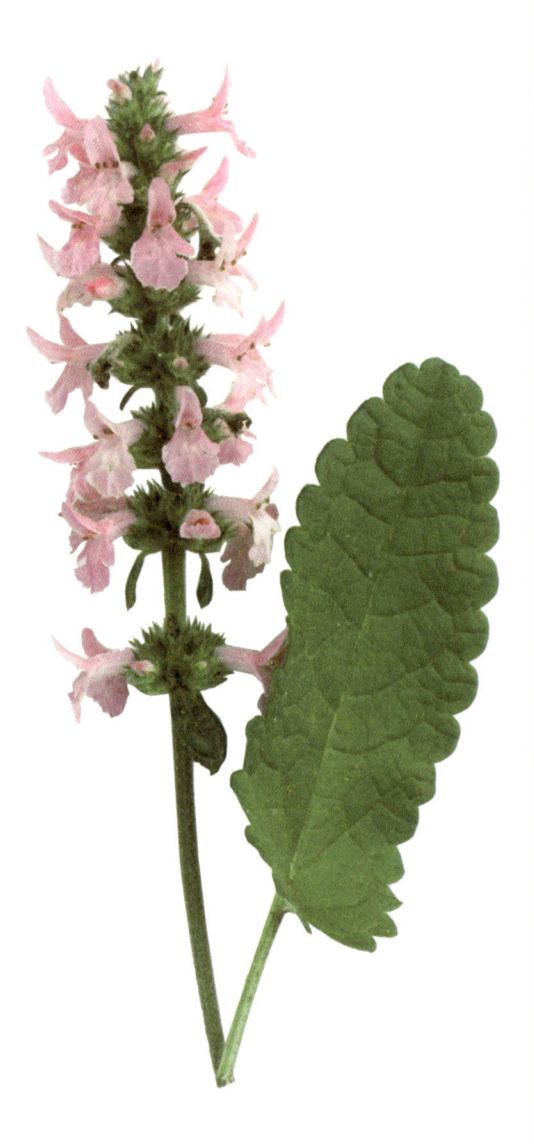

[S T A C H Y S   O F F I C I N A L I S]

Die Betonie – ein Kraut aus der Familie der Lippenblütler (Lamiaceae) – hat viele Namen: Echter Ziest, Gemeine Betonie, Heil-Batunge oder Heilziest. Sie ist eine mehrjährige, bis zu 60 Zentimeter hohe Pflanze, mit zur Blütezeit sterilen Blattrosetten. Ihre rosa bis purrroten Blüten sitzen in Scheinquirlen an der Spitze des Stängels. Sie wächst auf feuchten Magerwiesen und liebt den Halbschatten.

Verwendeter Pflanzenteil/Ernte:
Betonienkraut/vor und während der Blüte

Indikation 1
Albträume, Schlafstörungen

ANWENDUNG
Kraut trocknen, schneiden und in einen kleinen Leinensack füllen. Entweder ins Kopfkissen stecken oder während der Nacht auf die Brust legen.

Indikation 2
Menstruationsstörungen

ANWENDUNG
25 Gramm Betonienkraut in 1 Liter Wein ziehen lassen, bis dieser den Betoniengeschmack angenommen hat. Dann abseihen und 2 Tage lang dreimal täglich 1 Likörglas davon trinken.

BRENNNESSEL

Speziell die zarten Schösslinge der Brennnessel werden bei Hildegard verwendet. Richtig zubereitet vertreiben sie Frühjahrsmüdigkeit und Magenprobleme und fördern die Durchblutung.

»Die Brennnessel ist in ihrer Art sehr warm. In keiner Weise nützt es, dass sie roh gegessen wird, wegen ihrer Rauheit. Aber wenn sie frisch aus der Erde sprießt, ist sie gekocht nützlich für die Speisen des Menschen, weil sie den Magen reinigt und den Schleim aus ihm wegnimmt.«

Viele Naturvölker setzen Umschläge mit frischem Brennnesselkraut gegen Gicht und Rheuma ein.

**Als Haar-
wasser dient
die Brenn-
nessel zur
Pflege der
Kopfhaut bei
fettigem
Haar und
Schuppen.**

Die 60 bis 150 Zentimeter hohe Große Brennnessel besiedelt Wegränder, Schuttplätze,
Ödland, Lichtungen und feuchte Stellen in Wäl-
dern. Bis zum Beginn des 17. Jahrhunderts
nutzte man die langen, in den Stängeln enthaltenen Fasern zur Herstellung von strapazierfä-
higem Nesseltuch. Ihre Stiele und Blätter sind
mit hohlen Haaren besetzt, die eine hautrei-
zende Brennflüssigkeit unter anderem aus
Ameisensäure und Histamin enthalten, die das
typische Brennen auf der Haut und die Quad-
delbildung bewirkt. Sie blüht von Juli bis September. Die Familie der Brennnesselgewächse
(Urticaceae) ist weltweit zu finden und umfasst
insgesamt mehr als 1000 Arten mit und ohne
Brennhaare.

Tipp!
**Bei der Einnahme von Brenn-
nesseln sollten Sie auf ausreichende
Flüssigkeitszufuhr – keine koffeinhal-
tigen oder alkoholischen Getränke –
achten!**

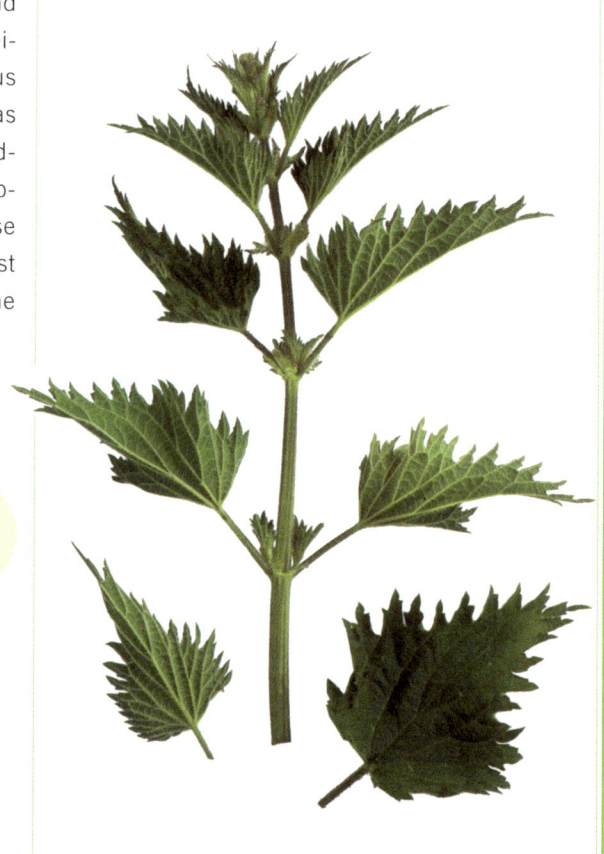

[URTICA DIOICA]

Verwendeter Pflanzenteil/Ernte:
Brennnesselkraut/nur frisches von April bis Mai

EISENKRAUT

*Das Eisenkraut
war im Mittelalter
eine der bedeutendsten
Heilpflanzen mit
schillernden
Bezeichnungen wie
Junoträne, Wunschkraut
oder Eisenhart.*

Indikation 1

Magenverstimmung, Magenverschleimung, Frühjahrskur

ANWENDUNG

Zubereitung wie Spinat: Zarte Schösslinge kurz blanchieren, klein schneiden oder pürieren, in Butter dünsten und mit süßer Sahne, Salz und Bertram abschmecken. Als Tee 1 Teelöffel getrocknetes und grob gepulvertes oder frisches, klein geschnittenes Kraut mit heißem Wasser überbrühen und 10 Minuten ziehen lassen, abseihen. Mehrmals täglich 1 Tasse zubereiten.

Indikation 2

Vergesslichkeit, Konzentrationsschwäche

ANWENDUNG

Frisches Kraut zu feinem Pflanzenbrei zerstoßen, mit Olivenöl mischen und vor dem Schlafengehen einige Tropfen auf Brust und Schläfe reiben.

Wichtig!
Keine älteren Brennnessel-Pflanzen verwenden, da deren höherer Gehalt einiger Inhaltsstoffe Nieren und Magen reizen kann.

»Das Eisenkraut ist mehr kalt als warm, und wenn ... fauliges Fleisch im Menschen ist, dann koche (der Kranke) Eisenkraut in Wasser, und dann lege er ein leinenes Tuch auf die ... Wunden ... und lege das Eisenkraut, nach mäßigem Ausdrücken des Wassers, mäßig warm auf jenes leinene Tuch ... Und nachdem es ausgetrocknet ist, lege auf gleiche Weise wiederum anderes gekochtes (Eisenkraut) darauf, und tue dies so lange, bis jene Fäulnis weggenommen wird. Aber wenn jemandem die Kehle aufschwillt, wärme er mäßig Eisenkraut in Wasser, und er lege es so mäßig warm auf seine Kehle und binde ein Tuch darüber, und dies tue er, bis die Schwellung verschwindet.«

Eisenkraut im Schlafzimmer sollte angeblich Nachtmahre, die Erreger von Albträumen, vertreiben.

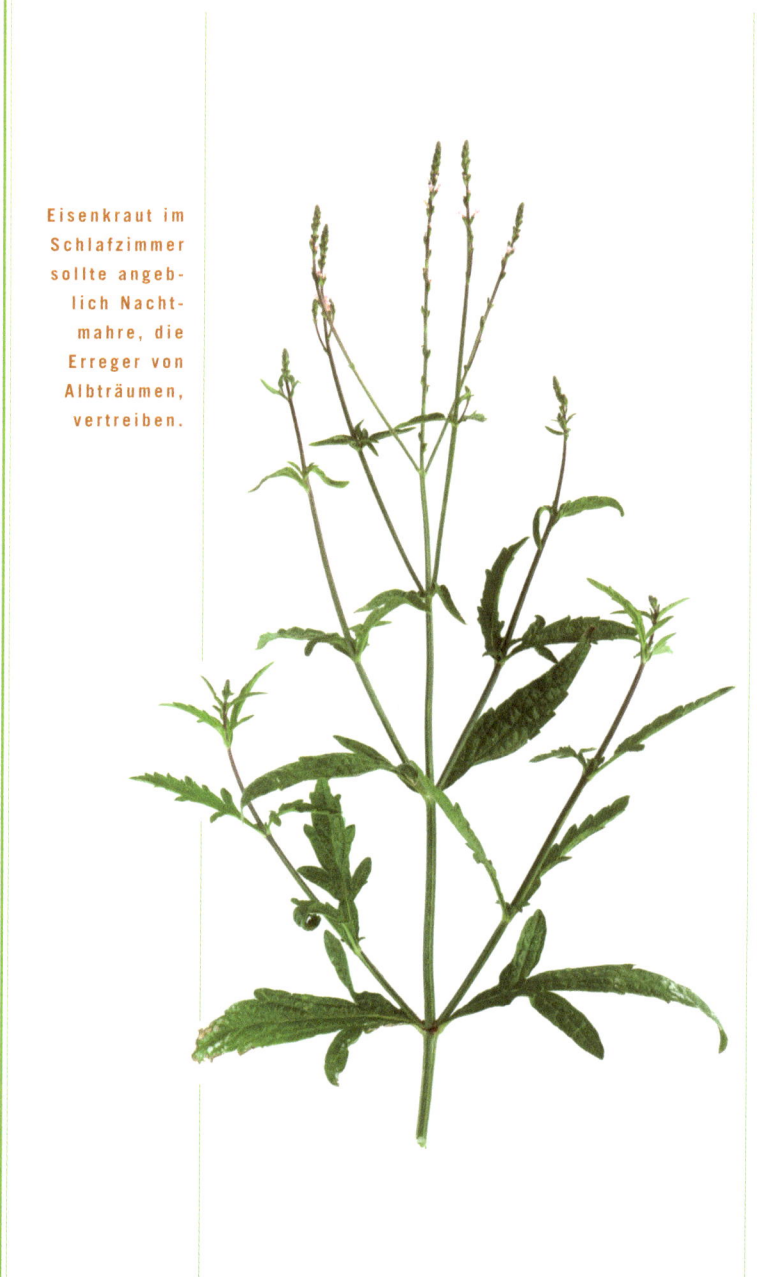

[VERBENA OFFICINALIS]

Eisenkraut ist eine ausdauernde Halbrosettenpflanze, die 20 bis 80 Zentimeter hoch wächst und eine bis 60 Zentimeter tief grabende Wurzel treibt. Von Juli bis September zeigen sich kleine blasslila Blüten. Die Pflanze benötigt einen sonnigen Platz an einem mäßig feuchten Standort auf frischen, stick- und nährstoffreichen Böden.

Seit der jüngeren Steinzeit ist das Eisenkraut ein Kulturbegleiter. Man findet es besonders in der Umgebung alter Burgen und Siedlungen. Eisenkraut gilt als menstruationsfördernd und milchbildend.

Wichtig!
Eisenkraut fördert Gebärmutterkontraktionen und sollte während der Schwangerschaft vermieden werden.

Verwendeter Pflanzenteil/Ernte:
Kraut/Mai bis September

FENCHEL

Fenchel gilt seit alters als Stärkungs- und Heilmittel. Zu Hildegards Zeit verbrauchten größere Haushalte bis zu vier Kilogramm Fenchelsamen im Monat.

Indikation 1

Eitrige Wunden, Abszesse, Furunkel, Gürtelrose, Brustentzündung, Ulcus cruris (= offenes Bein), Dekubitus (= Wundliegen)

ANWENDUNG

Eine der Größe der Entzündung entsprechende Menge Eisenkraut auskochen, gut auspressen, körperwarm in einen Leinenbeutel füllen und auf die Wunde legen. Bei Bedarf eine zweite Packung auflegen. Bis zu dreimal täglich anwenden, die Packung darf nicht austrocknen.

Indikation 2

Kehlkopfentzündung, Kropf, Mandelentzündung

ANWENDUNG

Etwa 5 bis 8 Esslöffel Kraut aufkochen, körperwarm auf den Hals legen und mit einem Leinentuch umwickeln. Bis zu 2 Stunden wirken lassen. Bei dieser Indikation unbedingt einen Arzt oder Heilpraktiker konsultieren.

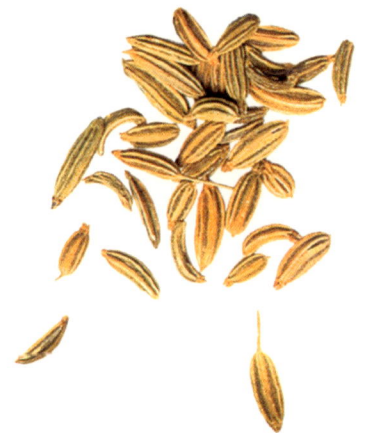

Fenchel wärmt, nimmt Mundgeruch, bewirkt eine gute Verdauung und macht fröhlich.

»Der Fenchel hat angenehme Wärme ...
Und wie auch immer er gegessen
wird, macht er den Menschen fröhlich
und vermittelt ihm angenehme Wärme ...
guten Schweiß, und ... gute Verdauung.
Auch sein Same ist ... nützlich für die
Gesundheit des Menschen ... Denn wer
Fenchel oder seinen Samen täglich
nüchtern isst, der vermindert den üblen
Schleim oder die Fäulnisse in ihm und
er unterdrückt den üblen Geruch seines
Atems, und der bringt seine Augen zu
klarem Sehen. Ein Mensch aber, der
üblen Schleim in seinem kranken Magen
hat, der nehme Fenchel und etwas mehr
Brennnessel und Liebstöckel, zweimal
soviel wie jene zwei, und er mache da-
raus mit etwas Mehl oder etwas Brot
eine Speise und esse sie oft ... Sogar ein
Mensch, den die Melancholie plagt, der
zerstoße Fenchel zu Saft, und er salbe
oft Stirn, Schläfen, Brust und Magen.«

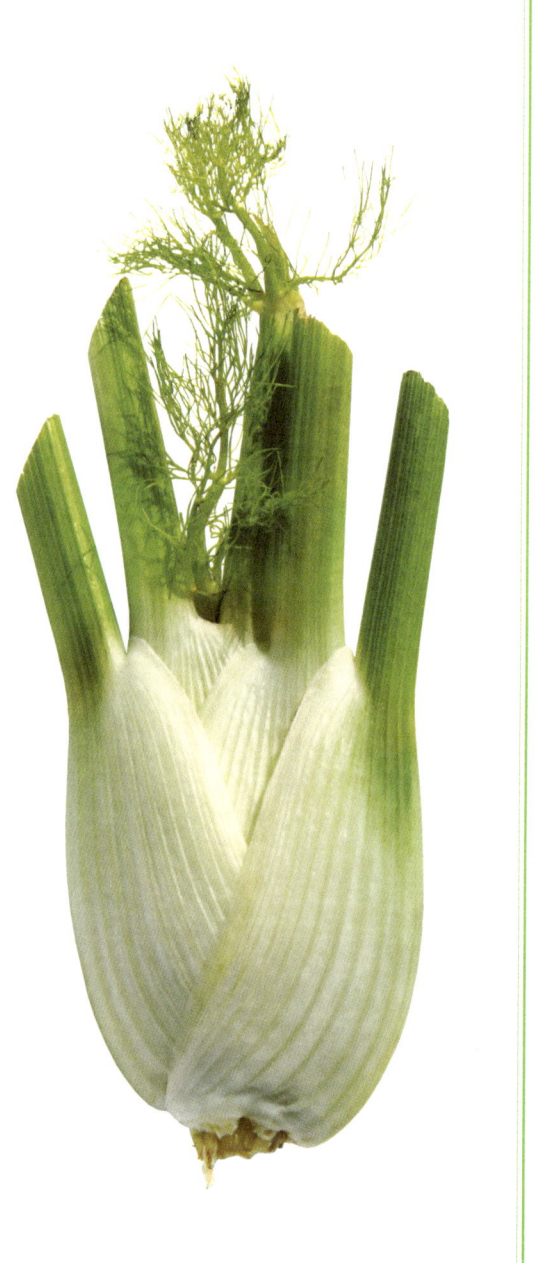

Im Neugrie-
chischen
heißt Fenchel
»maraino«,
was von
»marathron«
für »ich
werde
schlank«
stammen
könnte.

Die Heimat des Fenchels ist das Mittelmeergebiet, wo schon die Griechen ihn als
Schlankheitsmittel gebrauchten. Die Römer
kurierten damit unter anderem ihre Atem-
wegserkrankungen und Augenleiden. Gladia-
toren sollen Fenchel vor dem Kampf als Stär-
kungsmittel gegessen haben. Danach wanden
sie sich angeblich Fenchelkränze ums Haupt.
Nicht zuletzt betrachtete man den Fenchel
auch als Aphrodisiakum. Die Pflanze wächst
heute auch in unseren Breitengraden in

[FOENICULUM VULGARE]

jedem sonnigen Garten. Sie wird etwa 60 bis 120 Zentimeter hoch, trägt feine, mehrfach gefiederte Blätter und schirmförmige Dolden aus kleinen, gelben Blüten. Fenchel schmeckt sehr stark nach Lakritze, er löst Krämpfe und Auswurf bei Bronchitis. Seine ätherischen Öle wirken außerdem entzündungshemmend und harntreibend. Stillende Mütter schätzen seine milchfördernde Wirkung.

Tipp!
Fenchel ist kein Lagergemüse und hält sich im Kühlschrank höchstens 2 Tage.

Verwendeter Pflanzenteil/Ernte:
Fenchelfrüchte (-samen), Fenchelknollen/Sommer

1 Indikation 1

Verdauungsstörungen, Abmagerung, Magersucht, Verdauungsschwäche, Kraftlosigkeit, Hypotonie/Hypertonie (= zu niedriger oder zu hoher Blutdruck), Wetterfühligkeit

ANWENDUNG
Siehe Sivesan-Pulver Seite 28.

2 Indikation 2

Erhaltung der Gesundheit, gegen Mundgeruch

ANWENDUNG
Jeweils vor dem Essen etwa 1/2 Teelöffel Fenchelkörner auf nüchternen Magen zerkauen.

3 Indikation 3

Depressionen, Melancholie und Traurigkeit sowie als Augenmittel

ANWENDUNG
Fenchelknollen zerstoßen und mit dem Saft mehrmals täglich mindestens 4 Wochen lang Stirn, Schläfe, Brust und Magen einreiben. Bei Bindehautentzündung einen kleinen mit frischem Fenchelsaft getränkten Wattebausch aufs Auge geben.

Im Mittelalter galt Fenchel als Aphrodisiakum. In der Kirche kaute man das Kraut gegen Magengeräusche.

FLOHSAMEN

Die Samen vom Flohsamen enthalten besonders reichlich Schleimstoffe, die kombiniert mit Wasser stark quellen. Hildegard empfiehlt den Flohsamen als Kraftquelle für Körper und Geist.

»Das Flohkraut ist von kalter Natur, und in jener Kälte hat es eine angenehme Mischung, und wer es in Wein kocht und den Wein so warm trinkt, dem nimmt es starke Fieber ... Und den bedrückten Geist eines Menschen macht es ... froh, und es fördert und stärkt sein Gehirn, ... zur Gesundung. Aber auch wer Fieber im Magen hat, koche Flohkraut in Wein, und, nach Abgießen des Weins, gebe er das Flohkraut in ein Tuch und binde es so warm auf seinen Magen, und er wird die Fieber in seinem Magen vertreiben.«

Flohsamen sind naturbelassen, können praktisch mitgenommen und problemlos angewendet werden.

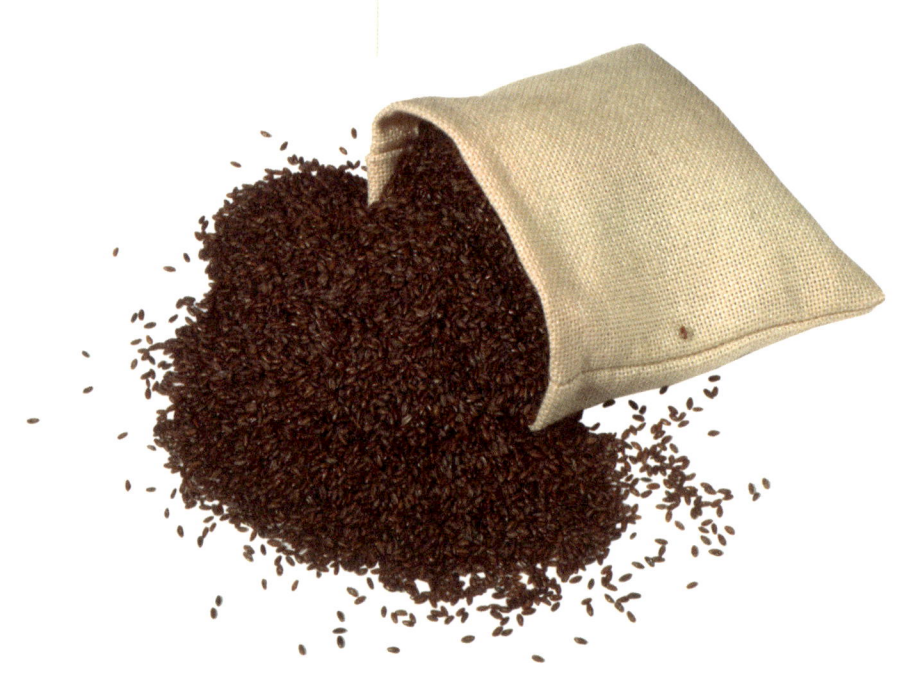

[PLANTAGO OVATA/AFRA]

Flohsamen, Sandwegerich oder Strauchwegerich ist ein einjähriges, niedriges Kraut. Er wächst aufrecht in sonnigen Lagen und hat schmale, längliche Blätter. In seinen oberen Blattachseln stehen die Blütenzweige und bilden als Blütenstand eine Ähre. Der Flohsamen kommt ursprünglich aus dem Mittelmeerraum und aus Westasien. Heute wird er in Kuba, Indien, Israel, Japan, Pakistan, Spanien, Südbrasilien und Russland kultiviert. Aufgrund seiner Schleimstoffe setzt man ihn gerne bei Verstopfung ein oder Erkrankungen, bei denen weicher Stuhl erwünscht ist, wie beispielsweise Hämorrhoiden, Analfissuren.

Wichtig!
Diabetiker und Menschen mit Darmverschluss oder einer krankhaften Verengung der Speiseröhre bzw. des Magen-Darm-Trakts dürfen Flohsamen nicht einnehmen.

Verwendeter Pflanzenteil/Ernte: Flohsamenfrüchte/nach Ausreifung der Samen, Flohsamenkraut/Juni bis August

1 Indikation 1

Depressionen, Melancholie, Stimmungsschwankungen, Allergieneigung, Allergiefieber

ANWENDUNG

1 bis 2 Teelöffel Flohsamen in 1 Glas Wein kochen, abseihen und noch warm trinken. Täglich 1 bis 2 Teelöffel Flohsamen pur essen. Nicht im Liegen einnehmen!
Etwa eine gute Hand voll Flohsamenkraut, in 1/2 Liter Wein kochen und in einen kleinen Leinenbeutel füllen. Warm auf den Magen legen.

2 Indikation 2

Leichte Verstopfung (siehe auch Heilfasten Aufbautage Seite 35)

ANWENDUNG

Dreimal täglich 1 Teelöffel Flohsamen mit 1 Glas Wasser oder Tee einnehmen, nicht im Liegen einnehmen! Danach reichlich trinken. Nach 12 bis 24 Stunden tritt die gewünschte Wirkung ein, der maximale Effekt nach einer Einnahme von 2 bis 3 Tagen.

Tipp!
Bewahren Sie zerkleinerten Flohsamen maximal 24 Stunden und trocken auf. Die enthaltenen Fette werden leicht ranzig.

GALGANT

*Der scharf-bittere Galgant
steigert die Durchblutung.
Hildegard empfiehlt ihn
besonders allen, die mehr
Kraft im Herzen brauchen.
Galgant hilft auch bei
Magenbeschwerden,
würzt Fleischspeisen und
Suppen, konserviert
Kompotte und
Marmeladen.*

*»Der Galgant ist ganz warm und hat kei-
ne Kälte in sich und ist heilkräftig. Ein
Mensch, der ein hitziges Fieber in sich
hat, pulverisiere Galgant und trinke dieses Pulver in Quellwasser ... Und wer im
Rücken oder in der Seite wegen üblen
Säften Schmerzen hat, der siede Galgant
in Wein und trinke ihn oft warm, und
der Schmerz wird aufhören. Und wer
Herzweh hat und wer im Herz schwach
ist, der esse bald genügend Galgant, und
es wird ihm besser gehen.«*

Galgant
schenkt ein
fröhliches
Herz!

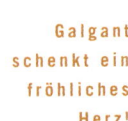

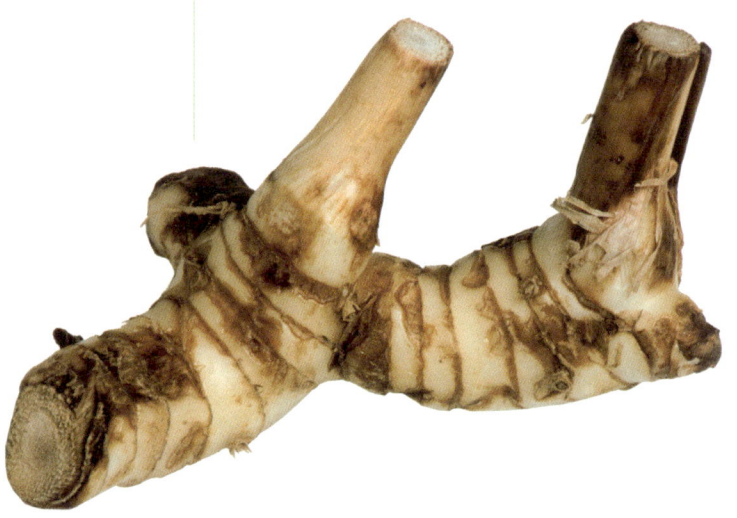

[ALPINIA OFFICINARUM]

Der Galgant ist in den Dschungelgebieten Südostasiens, Chinas und Thailands beheimatet. Er gehört zur Familie der Ingwergewächse (Zingiberaceae) und ähnelt der Schwertlilie. Seine wie Orchideen geformten Blüten sind weiß und von feinen roten Linien durchzogen. Die Pflanze kann bis zu 1,50 Meter hoch werden. Man nennt ihn auch Fieberwurzel oder Galantwurzel. Der Wurzelstock des Galgants erinnert in Geschmack und Geruch an Ingwer. In der Volksmedizin wird er getrocknet zur Behandlung von Verdauungsbeschwerden, zur Anregung des Appetits und gegen Fieber verwendet.

Wichtig!

Galgant wegen der Anregung der Magensäuresekretion nicht bei Magen- oder Darmgeschwüren verwenden! Bei akuten Herzschmerzen unbedingt einen Arzt aufsuchen.

Verwendeter Pflanzenteil: Galgantwurzel

1

Indikation 1
Rückenschmerzen, Seitenstechen

ANWENDUNG
1 Liter Weißwein und etwa 20 Gramm Galgantwurzel (Apotheke) aufkochen, einige Esslöffel Honig zugeben, abschäumen und heiß in kleine Flaschen füllen. Drei- bis viermal täglich 1 Likörglas davon trinken.

2

Indikation 2
Herzschmerzen, Herzstechen, Herzsensationen, Kraftlosigkeit, Angina pectoris, Kreislaufschwäche, Magenschmerzen, Durchblutungsstörungen, rasche Ermüdbarkeit

ANWENDUNG
Galganttabletten (aus der Apotheke) drei- bis fünfmal täglich langsam im Mund zergehen lassen. Fertig zubereiteter Galganthonig (Apotheke) hilft dem Magen und bei Erschöpfung.

Galgant ist Bestandteil von Schwedenkräuter-Mischungen und passt gut zu Gulasch und Rinderbraten.

GEWÜRZNELKE

*Die Gewürznelke,
eine der ältesten bekannten
Gewürz- und Heilpflanzen,
war bereits im alten
China 300 v. Chr. geschätzt.
Jahrhunderte nach
Hildegard, versuchte
man in Pestzeiten mit
Nelkenöl, der Epidemien
Herr zu werden.*

»Die Gewürznelke ist sehr warm und hat auch eine gewisse Feuchtigkeit in sich ... Und wenn jemand Kopfschmerzen hat, so dass ihm der Kopf brummt, wie wenn er taub wäre, esse er oft Nelken, und das mindert das Brummen, das in seinem Kopf ist.«

Der Gewürznelkenbaum ist ein tropischer, immergrüner, bis zu 20 Meter hoch wachsender Baum. Er gehört zur Familie der Myrtengewächse (Myrtaceae). Seine weißlich rosafarbenen Blüten stehen in üppigen, doldenartigen Blütenständen. Sowohl seine Blätter und Blüten als auch seine Rinde duften intensiv.

Die Pestärzte des Mittelalters trugen Ketten aus Nelken gegen die Ansteckungsgefahr.

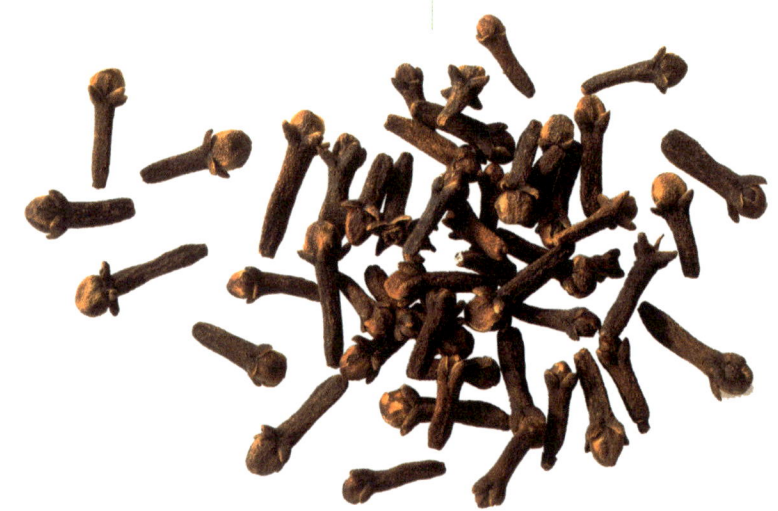

[SYZYGIUM AROMATICUM]

Die Gewürznelken sind die noch geschlossenen Knospen der Blüten. Man sammelt sie und trocknet sie über einem Holzfeuer und in der Sonne. Man kennt die Gewürznelke auch als Gewürznägelein oder Kreidenelke. Gewürznelken sind reich an ätherischem Öl, was ihre krampflösende Wirkung erklärt. Wegen ihres süßlichen Aromas ist die Nelke bei der Weihnachtsbäckerei sehr beliebt.

Wichtig!
Die Einnahme von Gewürznelken ist unbedenklich, wenn man die empfohlenen Mengen nicht überschreitet.

Verwendeter Pflanzenteil/Ernte:
Gewürznelken/die noch geschlossenen Knospen der Blüten, getrocknet

Indikation
mittlere Kopfschmerzen, Bluthochdruck

ANWENDUNG
2 bis 3 Gewürznelken täglich kauen.

GUNDELREBE

Hildegard empfahl die Gundelrebe unter anderem für erfrischende Bäder. Bis ins 17. Jahrhundert war die Gundelrebe wichtigste Bierwürze beim Bierbrauen. Man vermutet, dass der Name »Gundelrebe« vom gotischen »Gund« für Eiter und Geschwür stammt.

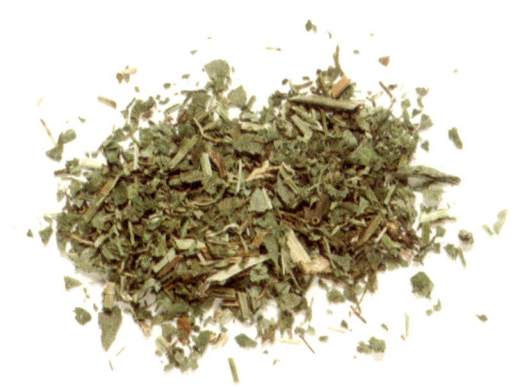

Die Gundelrebe ist eines der neun Kräuter, aus denen traditionell die Gründonnerstagssuppe gekocht wird.

[GLECHOMA HEDERACEA]

Gundelreben-
kraut wird
frisch und
gedrocknet
genutzt.

»Die Gundelrebe ist mehr warm als kalt, und sie ist trocken, und sie hat gewisse Kräfte der Farbstoffe … Und wenn jemand mit Lauge seinen Kopf häufig mit ihr wäscht, dann vertreibt er viele Krankheiten von seinem Kopf … Aber wem üble Säfte den Kopf … plagen, so dass auch seine Ohren tosen, der bringe Gundelrebe in warmem Wasser zum Sieden, und nach Ausdrücken des Wassers lege er sie so warm um seinen Kopf … Und wer in der Brust und um die Brust Schmerzen hat … der lege die im Bade gekochte und warme Gundelrebe um seine Brust, und es wird ihm besser geben.«

Tipp!
Gundelrebenblätter kann man für
Quark, Kräuterbutter, Gemüsegerichte,
Suppen und Salate verwenden.

Gundelrebe oder Gundermann, wie diese kleine Pflanze auch heißt, wird leicht übersehen. Sie gehört zur Familie der Lippenblütler (Lamiaceae) und liebt feuchte Laubwälder, Gebüsche, Waldränder, schattige Wiesen und leider auch Gärten als Standort. Dieses ausdauernde, etwas unangenehm aromatisch riechende Kraut reckt nur seinen oberen, violett blühenden Teil von April bis September zum Himmel. Der vierkantige Stängel kriecht teilweise auf der Erde. Die Blätter haben eine gewisse Ähnlichkeit mit Efeublättern. Die Gundelrebe gilt heute allgemein als gesunde Pflanze, die voller Gerb- und Bitterstoffe ist und zahlreiche Mineralien und Vitamin C enthält. Genießen Sie sie doch einmal als Frühlingssalat gemischt mit Kerbel, Brunnenkresse, Gänseblümchen und jungen Schafgarbeblättern.

INGWER

*Der Wurzelstock spielt
schon seit dem Altertum
in der chinesischen
und indischen Medizin
eine wichtige Rolle.
Auch Hildegard
gesteht der Pflanze viele
Einsatzmöglichkeiten
und Heilkräfte
zu, warnt aber
gleichzeitig vor schäd-
lichen Nebenwirkungen.*

*»Der Ingwer ist sehr warm und ausge-
dehnt ... und sein Genuss schadet einem
gesunden und fetten Menschen, weil er
ihn unwissend und unkundig und matt
und zügellos macht. Aber wer in seinem
Körper trocken ist und schon fast stirbt,
der pulverisiere Ingwer und nehme nüchtern dieses Pulver mäßig in Suppen und
esse es bisweilen mäßig mit Brot, und
es wird ihm besser. Aber sobald es ihm
besser geht, esse er es nicht mehr, damit er davon nicht Schaden nimmt.«*

Verwendeter Pflanzenteil/Ernte:
Gundelrebenkraut/April bis Oktober

1

Indikation 1

Kopfgeräusche, Morbus Ménière, Ohrensau-
sen, unterstützend bei Knalltrauma

ANWENDUNG

In einem Topf Wasser erwärmen. Gundelre-
benkraut dazugeben und das Ganze 5 Minuten kochen. Wasser abgießen und aus der
Pflanze ausdrücken. Das Kraut dann auf ein
Handtuch legen. Dieses wie einen Turban so
um den Kopf binden, dass das Kraut direkt
auf der Haut zu liegen kommt. Bis zu 3 Stunden einwirken lassen.

2

Indikation 2

Brustschmerzen

ANWENDUNG

Das Kraut wie oben beschrieben kochen und
ohne Handtuch auf die Brust legen.

Die Heimat des Ingwers ist ursprünglich Südostasien. Heute wird die Pflanze in China, Indien, der Karibik und in den USA kultiviert. Eine Besonderheit wegen seiner etwas abweichenden Inhaltsstoffe ist der japanische Kintoki. Der Ingwer, der der Familie der Ingwergewächse (Zingiberaceae) den Namen gegeben hat, ist eine Staude mit einem ausdauernden, kriechenden, sich weit verzweigenden Wurzelstock. Daraus entwickeln sich einjährige Triebe, die über einen Meter hoch wachsen. Seine länglichen, glänzend-hellgrünen Blätter werden über 20 Zentimeter lang. Der Ingwer blüht selten und wird in der Regel vegetativ vermehrt. Die jung geernteten und milder schmeckenden Rhizome bezeichnet man als »grünen« Ingwer.

Ingwer wird vor allem in der asiatischen Küche als Gewürz geschätzt.

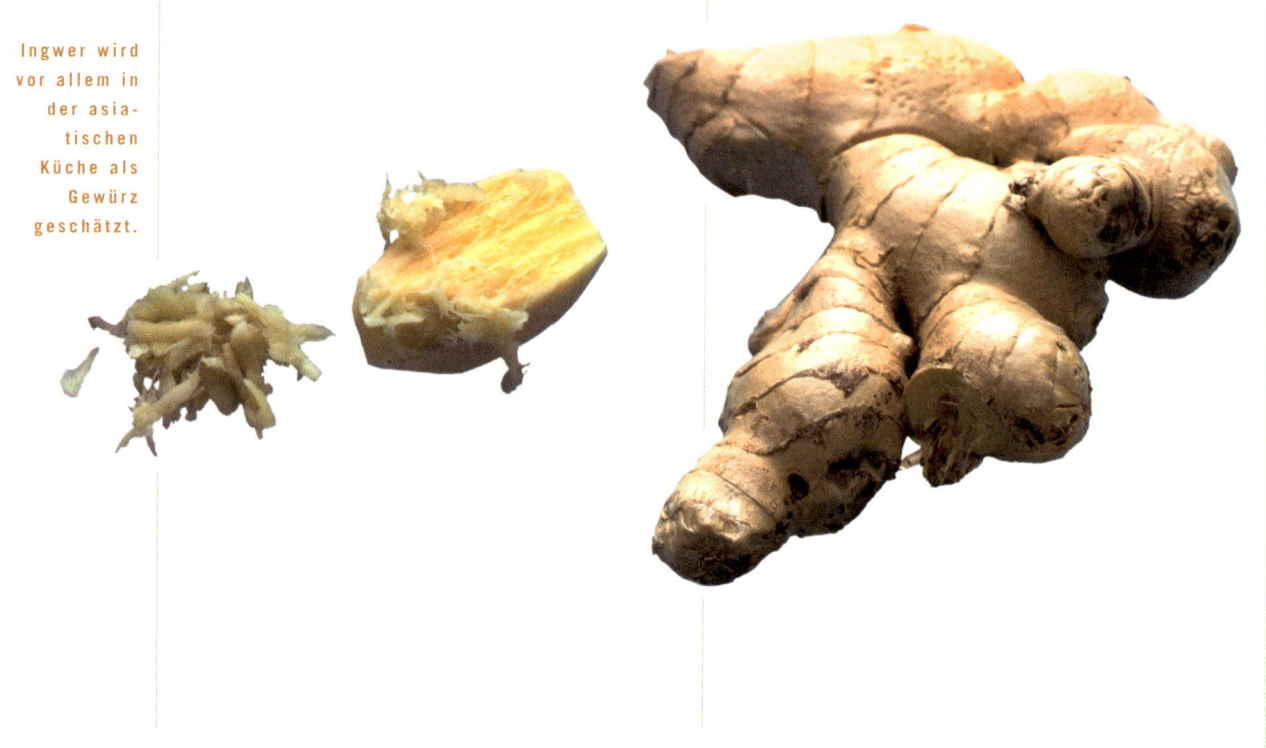

[ZINGIBER OFFICINALE]

Verwendeter Pflanzenteil:
Ingwerwurzel

1 Indikation 1

Abmagerung, Magersucht, Kraftlosigkeit, Auszehrung (Kachexie)

ANWENDUNG

Morgens 1 Messerspitze Ingwerpulver in eine Suppe streuen und essen, dazu ein Butterbrot mit etwas Pulver bestäubt.

»Und wer geschwürige ... und trübe Augen hat, der pulverisiere Ingwer und binde dieses Pulver in ein Tuch und lege es in Wein, damit der Wein davon dunkel ... wird, und nachts, wenn er schlafen geht, streiche er um die Augenlider und Augen von diesem Wein. Und wenn ein wenig davon in die Augen gelangt, wird es nicht schaden. Und so nimmt es Eiter und Trübung von den Augen weg.«

Wichtig!

Hildegards Mahnung beachten und bei Besserung die Einnahme des Ingwerpulvers beenden.

2 Indikation 2

Augenleiden

ANWENDUNG

1 Teelöffel Ingwerpulver in ein Stoffsäckchen füllen und in 1/8 Liter Wein geben, bis sich dieser dunkel verfärbt hat. Vor dem Schlafengehen mit einer Pipette wenig Ingwerwein auf die geschlossenen Augenlider tropfen und verreiben.

»Ebenso pulverisiere ein Mensch, der im Magen irgendwelchen Schmerz leidet, Ingwer und zweimal soviel Galgant und halb soviel Zitwer. Und nach dem Essen schütte er dieses Pulver in Wein, und so trinke er es, auch abends, wenn er schlafen geht. Und so mache er es oft, und im Magen wird es ihm besser geben.«

3 Indikation 3

Magenschmerzen

ANWENDUNG

10 Gramm Ingwerpulver, 20 Gramm Galgant- und 5 Gramm Zitwerpulver vermischen und in 1 Glas Wein einrühren. Als »Dämmerschoppen« einnehmen.

LIEBSTÖCKEL

Der Liebstöckel ist heute meist als »Maggikraut« bekannt. Die Hildegard-Heilkunde setzt ihn bei diversen Erkrankungen im Halsbereich ein.

»Und wenn ein Mensch an Drüsen am Hals Schmerzen leidet, ... dann nehme er Liebstöckel und etwas mehr Gundelrebe, und er koche das ... in Wasser. Nach Ausgießen des Wassers lege er das warm um den Hals ... Und wenn jemand in der Brust hustet, so dass er dort zuerst Schmerz zu empfinden beginnt, dann nehme er Liebstöckel und Salbei auf gleiche Weise und Fenchel zweimal soviel wie diese zwei, und er lege das ... so lange in guten Wein, bis dieser Wein den Geschmack davon annimmt, und dann ... wärme er diesen Wein, und er trinke ihn warm nach dem Essen, bis er geheilt wird.«

Das in den Wurzeln ent-haltene Öl wird heute auch für Liköre und Parfums genutzt.

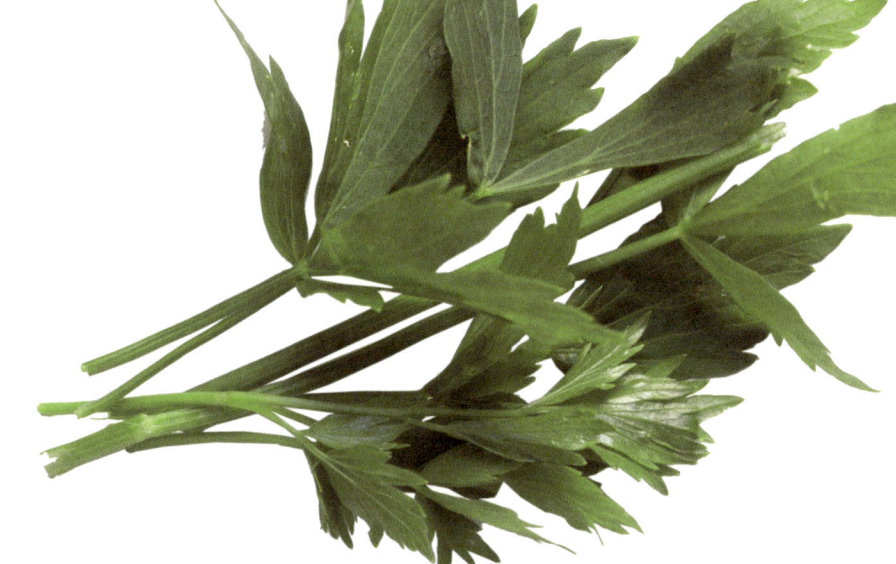

[LEVISTICUM OFFICINALE]

Der Liebstöckel ist eine stark duftende, mehrjährige Pflanze, die in Südeuropa heimisch ist. Er wächst aber auch in unseren Gärten: An einem halbschattigen Platz mit mäßig feuchtem Boden wir er bis zu 1,80 Meter hoch. Seine dunkelgrünen Blätter bestehen aus vielen glänzenden und an den Spitzen gezahnten Teilblättern. Die kleinen gelblichen Blüten zeigen sich von Juni bis August in flachen Dolden. Heute werden seine Samen, Blätter und Früchte in Würzmischungen verwendet. Die Wurzel wird medizinisch und in der Likörindustrie genutzt.

Wichtig!
Bei empfindlichen Personen kann der Hautkontakt mit der frischen Pflanze in Verbindung mit Sonnenlicht zu einem Ausschlag führen.

**Verwendeter Pflanzenteil/Ernte:
Liebstöckelkraut/April bis Oktober**

1 Indikation 1
Schwellungen in Hals und Rachen

ANWENDUNG
Je 1 bis 2 Hand voll Liebstöckelkraut und Gundelrebe 2 bis 3 Minuten in heißem Wasser kochen, herausnehmen, auf ein Leinentuch legen und um den Hals binden, so dass die Kräuter direkt auf der Haut liegen.

2 Indikation 2
Husten, Rippenfellentzündung, Brustfellentzündung

ANWENDUNG
Für eine Tagesration rechnet man auf 1 Glas Wein jeweils 2 Gramm Liebstöckel und Salbei und 8 Gramm Fenchel. Diese Kräuter in einen Leinenbeutel geben und etwa 2 Tage im Wein ziehen lassen. Dann entfernen und je nach Schwere des Hustens den Liebstöckelwein entweder angewärmt (bei Schmerzen in der Brust) oder normal temperiert trinken.

Die Volksmedizin verwendet Liebstöckel gegen Blähungen, Völlegefühl und Aufstoßen.

LUNGENKRAUT

*Im Altertum war das
Lungenkraut kaum bekannt.
Erst allmählich hielt es
wegen seiner entzün-
dungshemmenden und
schleimlösenden Stoffe
seinen Einzug in die
Volksmedizin als Mittel
bei Husten und Bronchitis.
Sein botanischer Name
Pulmonaria kommt
vom lateinischen
»pulmo« für Lunge.*

»Das Lungenkraut ist kalt und etwas trocken und taugt nicht viel zum Nutzen des Menschen. Aber ein Mensch, dessen Lunge aufgeblasen ist, so dass er hustet und nur mit Mühe einatmet, der koche Lungenkraut in Wein und trinke es oft nüchtern, und er wird geheilt werden … Und wenn die Lunge aufgeblasen ist, (und) wenn (einer) in Wein gekochtes Lungenkraut oft trinkt, wie wir vorhin sagten, wird seine Lunge die Gesundheit wieder erlangen, weil die Lungen beinahe seine Natur hat.«

Die weißen Flecken auf den Blättern stammten laut Volksglauben von der Milch der Gottesmutter Maria.

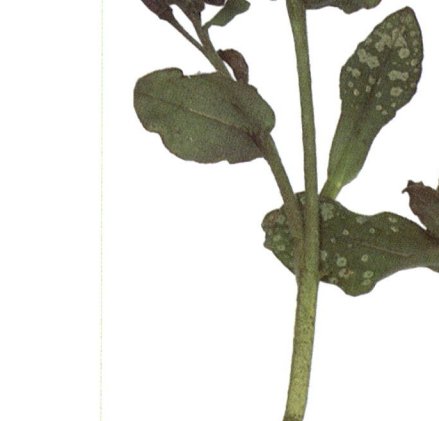

[PULMONARIA OFFICINALIS]

Das bis zu 20 Zentimeter hoch wachsende Echte Lungenkraut findet man auf kalkhaltigen Böden in Laub- und Mischwäldern bevorzugt im Halbschatten. Es gehört zur Familie der Borretschgewächse (Boraginaceae) und blüht im zeitigen Frühjahr. Seine schlüsselblumenähnlichen Blüten sind zunächst rosa und werden nach der Bestäubung blau-lila.

Verwendeter Pflanzenteil/Ernte: Lungenkraut/April bis August

Indikation

Atemnot, Lungenödem, Lungenschmerzen

ANWENDUNG

1 Liter Weißwein zusammen mit 2 bis 3 Esslöffel getrocknetem Lungenkraut mehrere Minuten kochen lassen und abseihen. Eventuell noch 3 Esslöffel Honig zugeben und den Wein heiß in sterile Flaschen füllen. Vor jeder Mahlzeit 1 bis 2 Likörgläser davon leicht angewärmt trinken.

Tipp!
Um seine Wirkung entfalten zu können, sollte der Lungenkrauttrank mehrere Wochen lang eingenommen werden.

MUSKATNUSS

Vermutlich im 6. Jahrhundert brachten arabische Händler die Muskatnuss von den berühmten Gewürzinseln, den Molukken, nach Konstantinopel. Wenige Jahre vor Hildegards Geburt gab es dann die ersten Muskatnüsse in Europa.

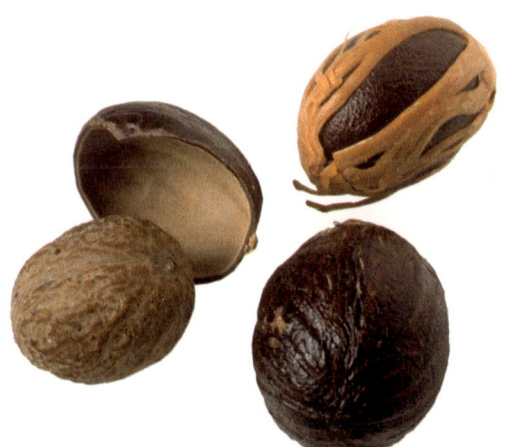

Auch die getrockneten Blüten, die so genannte »Muskatblüte«, werden als Gewürz verwendet.

[MYRISTICA FRAGRANS]

»Die Muskatnuss hat große Wärme und eine gute Mischung in ihren Kräften. Und wenn ein Mensch die Muskatnuss isst, öffnet sie sein Herz und reinigt seinen Sinn und bringt ihm einen guten Verstand. Nimm ... Muskatnuss und in gleichem Gewicht Zimt und etwas Nelken und pulverisiere das. Und dann mach mit diesem Pulver und mit Semmelmehl und etwas Wasser Törtchen, und iss diese oft, und es dämpft die Bitterkeit des Herzens und deines Sinnes, und es öffnet dein Herz und deine stumpfen Sinne, und es macht deinen Geist fröhlich und reinigt deine Sinne ... und es verleiht deinem Blut einen guten Saft und macht dich stark.«

Muskatnuss passt gut zu Fleischgerichten, Suppen, Eierspeisen, Eintöpfen und Kartoffelsalat.

Der tropische Muskatbaum kann eine Höhe von bis zu 30 Metern erreichen und etwa 100 Jahre alt werden. Die Muskatnuss ist keine richtige Nuss, sondern der innere Kern der pfirsichartigen Baumfrucht. Die Kerne werden getrocknet und – ebenso wie die getrockneten Blüten – als angenehm mild-aromatisch schmeckendes Gewürz verwendet. Für das volle Aroma reibt man am besten die nötige Menge Muskat frisch vor Gebrauch von einer ganzen Nuss ab.

Verwendeter Pflanzenteil: Muskatnuss

Indikation

Traurigkeit, Trägheit, zur Sinnesschärfung, zur Verbesserung der geistigen Leistungsfähigkeit, zur Blutreinigung

ANWENDUNG

Für die Kekszubereitung 2 gestrichene Esslöffel Zimt, 2 gestrichene Esslöffel Muskatnusspulver, 1 Teelöffel Gewürznelkenpulver, 250 Gramm Butter, 500 Gramm Dinkelmehl, 2 Eier, 150 Gramm Rohrzucker und 2 Esslöffel Honig verkneten. Teig ausrollen und Plätzchen ausstechen. Bei 180 °C 5 bis 10 Minuten backen. Über den Tag verteilt essen Erwachsene davon maximal 5 Stück.

Wichtig!
In größeren Mengen wirkt Muskatnuss toxisch. Daher sind die Kekse für Kinder, Schwangere und stillende Mütter nicht geeignet.

PETERSILIE

Bittersilche, Peterlein, Gartenteppich – unter vielen Namen wird sie gehandelt, unser wohl bekanntestes Würzkraut. Die Verwendung von Petersilienkraut oder -wurzel als Gewürz ist unbedenklich.

»Und sie ist für den Menschen besser und nützlicher roh als gekocht zu essen. Und gegessen mildert sie die Fieber, die den Menschen nicht erschüttern, sondern (ihn nur) leicht berühren. Jedoch im Geist des Menschen erzeugt sie Ernst. Aber wer im Herz oder in der Milz oder in der Seite Schmerzen hat, der koche Petersilie in Wein und füge etwas Essig und genug Honig bei, und dann siebe er es durch ein Tuch, und so trinke er oft, und es heilt ihn.«

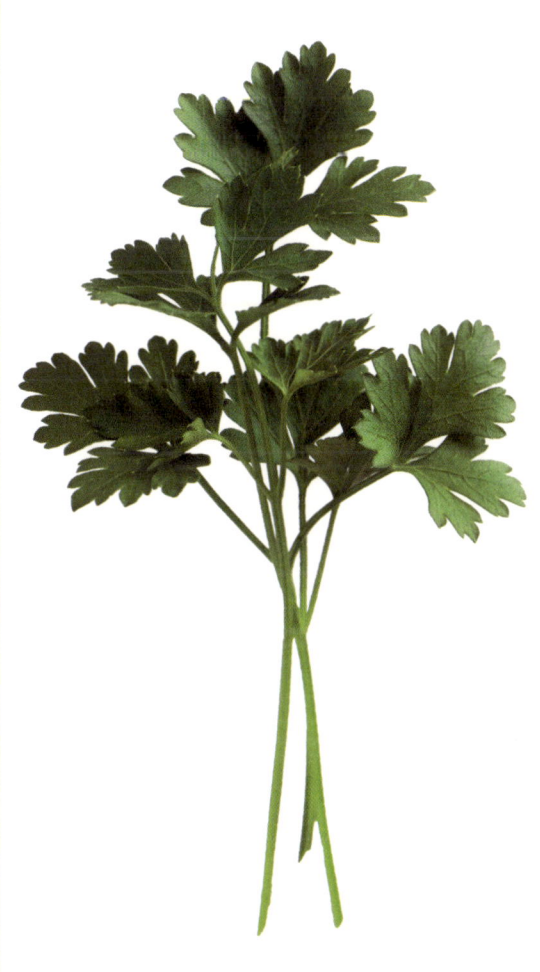

Petersilie verträgt sich nicht mit sich selbst, daher jedes Jahr an einem neuen Platz aussäen!

[PETROSELINUM CRISPUM]

Petersilie ist eine zweijährige Pflanze, die tief-gründigen, nahrhaften und feuchten Boden bevorzugt. Sie stammt vermutlich aus dem Mittelmeergebiet. Ihr Standort sollte halb-schattig sein. Von Mitte März bis Juli kann sie im Abstand von 15 bis 20 Zentimeter direkt ins Beet gesät werden. Man unterscheidet zwei Unterarten: die Blattpetersilie mit glatter oder krauser Blattform und die Wurzelpetersilie. Alle Pflanzenteile enthalten ätherisches Öl. Petersilie kann auch problemlos im Zimmer-kräutergarten gezogen werden. Dann laufend die stärksten Stiele pflücken und Herzblätter stehen lassen. Heute wird Petersilienfruchtöl industriell zum Würzen und Aromatisieren von Fertiggerichten verwendet.

Verwendeter Pflanzenteil/Ernte:
Petersilienkraut/Mai bis September

Indikation
Herzschmerzen, Milzschmerzen, zur unter-stützenden Behandlung nach einem Herzin-farkt

Anwendung
1 Bund Petersilie 5 bis 8 Minuten in 1 Liter Wein kochen, danach abseihen. Den Wein mit 1 bis 2 Esslöffel Weinessig und 250 Gramm Honig verrühren. Nochmals kurz erhitzen und heiß in sterilisierte Flaschen füllen. Zwei- bis dreimal täglich 1 Likörglas davon trinken.
Für Schwangere ist Petersilienwein nicht geeignet.

Tipp!
Außer zu Süßspeisen passt die vitaminreiche Petersilie zu fast allen Gerichten. Nicht mitkochen!

QUENDEL

Bereits die Naturwissenschaftler der Antike wie Plinius und Dioskurides erwähnen eine verwandte Thymianart als Heilpflanze. Später dann im Mittelalter galt Quendel auch als eines der stärksten Mittel zur Dämonenabwehr.

»Der Quendel ist warm und gemäßigt. Und ein Mensch, der krankes Fleisch des Körpers hat, so dass sein Fleisch wie die Krätze ausblüht, der esse oft Quendel entweder mit Fleisch oder im Mus gekocht, und das Fleisch seines Körpers wird innerlich geheilt und gereinigt werden. Aber wer die kleine Krätze, das heißt den kleinen Grind hat, der zerstoße Quendel mit frischem Fett, und so mache er daraus eine Salbe, und er salbe sich damit, und er wird die Gesundheit erlangen.«

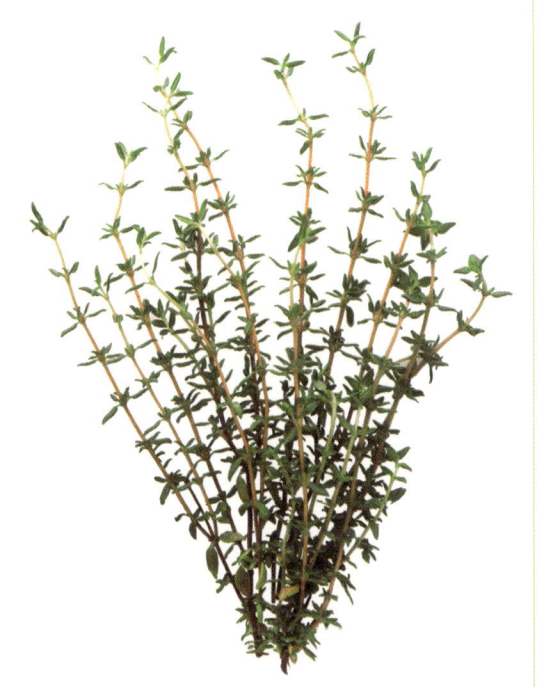

In Mitteleuropa wird Quendel erstmals von Hildegard von Bingen genannt.

[THYMUS SERPYLLUM]

Quendel reinigt Haut und Blut, stärkt Darm und Magen, löst Schleim, ist schweiß- und harntreibend.

Der Quendel, ein 10 bis 30 Zentimeter hoher Zwergbusch, ist auch unter der Bezeichnung Feldthymian bekannt. Die ganze Pflanze einschließlich der kleinen rosaroten Blüten duftet intensiv. Quendel gehört zur Familie der Lippenblütler (Lamiaceae) und ist in Europa und Nordafrika beheimatet. Er liebt trockene Gebiete auf Lichtungen, Wiesen, Feldern, Heiden, Mauerresten und Hängen. Seine speziellen Wirk- und Inhaltsstoffe sind ätherisches Öl, Gerbstoffe und Bitterstoffe.

Tipp!

Quendel schmeckt sehr gut zu Bratkartoffeln, Rühreiern und Fleischeintöpfen.

Verwendeter Pflanzenteil/Ernte: Quendelkraut/Juni bis August

1 Indikation 1
Hautausschläge, Neurodermitis, Ekzeme, Dermatitis, Akne

ANWENDUNG
Mitkochen von Quendelkrautpulver in jeder Fisch-, Fleisch- und Gemüsespeise

2 Indikation 2
Hautunreinheiten, Hautausschläge

ANWENDUNG
Aus 1 Esslöffel fein zerriebenem Quendelkraut und 3 Esslöffel erwärmtem Fett (Ziegen- oder Schaffett) eine Salbe herstellen. Am nächsten Tag Salbe noch einmal erhitzen und die Kräuterteile abseihen. Zwei- bis dreimal täglich auf die betroffenen Hautstellen auftragen.

RINGELBLUME

*Sie ist eine uralte Zier-
und Heilpflanze, die
Ringelblume mit ihren
leuchtenden Strahlenblüten.
Aus Bauern- und Biogärten
ist sie heutzutage gar
nicht mehr wegzudenken.
Auszüge aus Ringel-
blumenblüten wirken
entzündungshemmend,
antimikrobiell
und fördern die
Wundheilung.*

*»Die Ringelblume ist kalt und feucht,
und sie hat starke Grünkraft in sich,
und sie ist gut gegen Gift. Denn wer
Gift isst, oder wem es verabreicht
wurde, der koche Ringelblume in
Wasser, und nach Ausdrücken des
Wassers lege er sie so warm auf
seinen Magen und sie erweicht das Gift,
und es wird von ihm ausgeschieden.
Aber dieser Mensch wärme alsbald
guten Wein, und er lege genug Ringelblume hinein, und damit wärme er*

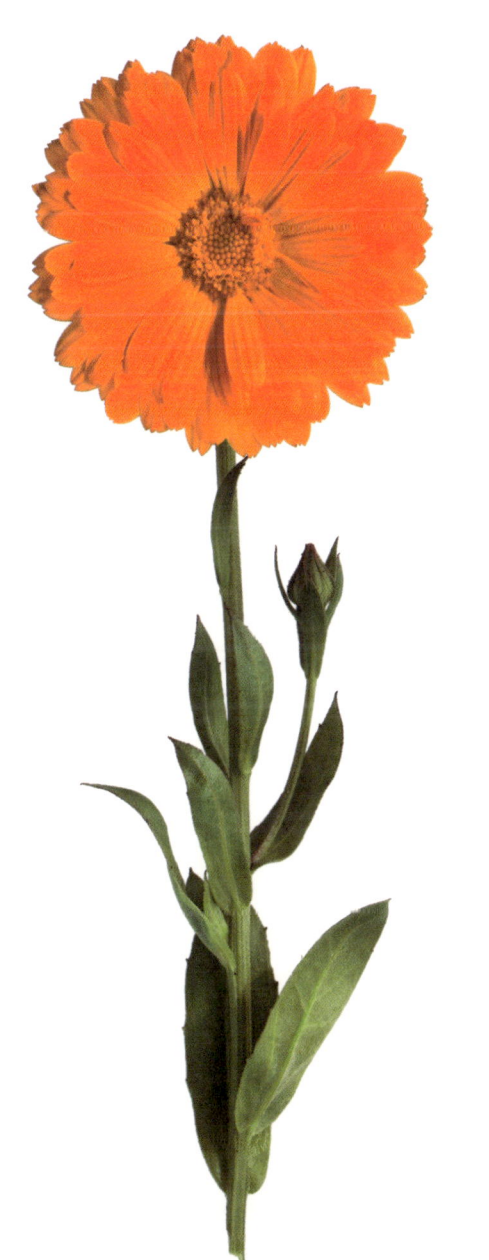

Die Ringel-
blume enthält
ätherisches
Öl, Bitter-
stoffe und
Harz und
wirkt ähnlich
wie Arnika.

[CALENDULA OFFICINALIS]

wiederum den Wein, und weil er Gift
genommen hat, trinke er so jenen halb-
warmen Wein, und er schnäuzt das Gift
entweder aus der Nase aus, oder er
wirft es durch den Schaum, das heißt
‚schum‘, von sich aus.«

Zarte, junge Ringelblumenblättchen und -blüten eignen sich zum Verfeinern und Dekorieren von Salaten.

In vielen Gärten findet sich die Ringelblume auch als Zierpflanze, die den ganzen Sommer hindurch blüht. Sie wächst bis zu 50 Zentimeter hoch, mit einem aufrechten, oft reich verzweigten Stängel. Ihre Blüten können je nach Art gefüllt oder nicht gefüllt sein von hellgelber bis dunkeloranger Farbe. Alle Blätter sind filzig behaart. Nach dem Pflücken riecht die Ringelblume unangenehm. Sie gehört zur Gattung ein- und mehrjähriger Kräuter aus der Familie der Korbblütler (Asteraceae). Viele der etwa 20 Ringelblumen-Arten stammen aus dem Mittelmeergebiet. Ihre getrockneten Blütenblätter können zu Heilmitteln verarbeitet werden. Die Hildegard-Heilkunde nutzt die nach dem völligen Öffnen der Blüten gesammelten, vom Blütenboden abgetrennten Zungenblüten gefüllter, orangefarbener Sorten.

Wichtig!
Ist die Ursache oder die Schwere der Vergiftung nicht klar, sollten Sie sofort den nächsten Arzt aufsuchen.

Verwendeter Pflanzenteil/Ernte:
Ringelblumenblüten/Juni bis Oktober

Indikation

Vergiftungen, Entzündungen, verdorbener Magen, Lebensmittelvergiftungen, Pilzvergiftungen, Arzneimittelvergiftungen, Vergiftung durch Chemikalien

ANWENDUNG ÄUSSERLICH

Eine Hand voll Blumen etwa 5 bis 10 Minuten in einem knappen 1/2 Liter Wasser kochen, herausnehmen, abseihen und mit einem Leinentuch so warm wie möglich in der Magengegend auflegen.

ANWENDUNG INNERLICH

Ringelblütensud aus 1 Glas Wein und 1 Hand voll Blüten zubereiten. Zuerst den Wein erwärmen, dann Blüten zugeben, wieder erwärmen. Die Blüten abseihen und den Extrakt in kleinen Schlucken (1 bis 2 Likörgläser voll) trinken.

ROSE

»*Der Salbei tröstet, die Rose erfreut*«, meinte Hildegard. Die Rose, von der sie spricht, dürfte die Rosa gallica gewesen sein. Die meisten europäischen Rosenarten stammen zum Teil von ihr ab. Neben ihr und der Damaszener Rose sind Hunds- und Heckenrose die ältesten Rosen. Welche andere Pflanze ist so vielseitig wie die Rose und strahlt derartig Schönheit und Duft aus?

»*Die Rose ist kalt, und diese Kälte hat eine nützliche Mischung in sich. Am frühen Morgen oder wenn der Tag schon angebrochen ist, nimm ein Rosenblatt, lege es auf deine Augen.*

Es zieht den Saft ... heraus und macht sie klar. Aber auch wer etwas Geschwüre an seinem Körper hat, lege Rosenblätter darauf und es zieht ihnen den Schleim heraus. Und wer jähzornig ist, der nehme die Rose und weniger Salbei und zerreibe es zu Pulver.

Und ... wenn der Zorn ihm aufsteigt, halte er es an seine Nase. Die Rose werde genommen und zur Hälfte davon Salbei unter Beigabe von frischem Fett, das zerlassen ist. Und (dies) soll gleichzeitig in Wasser gekocht werden, damit daraus eine Salbe werde, und wo der Mensch vom Krampf oder von der Lähmung geplagt wird, dort soll er mit der Salbe gesalbt werden, und es wird ihm besser gehen.«

Viele Obstarten wie Birne, Weißdorn oder Apfel gehören zu den Rosengewächsen.

»Rosen sind wie Mädchen und Frauen: anbetungswürdig«, sagt der Volksmund. Vor allem wegen ihres Duftes und der Schönheit ihrer Blüten werden sie seit alters geschätzt und angepflanzt. Heute gehören sie zu den beliebtesten und am häufigsten kultivierten Gartenblumen der Welt. Ihre Gattung umfasst etwa 100 Arten mit über 20 000 Varietäten, von denen die meisten in der nördlichen Hemisphäre beheimatet sind. Der wissenschaftliche Name der Rosengewächse ist Rosaceae. Die Rosa centifolia kann einen bis zu 2 Meter hohen Strauch entwickeln. Dazu benötigt sie einen sonnigen Platz und humosen, mäßig feuchten Boden. Schon Homer erwähnt etwa 750 v. Chr. die Rosen in seinem Epos Odyssee.

Die Rose gilt als das Symbol der Vollkommenheit.

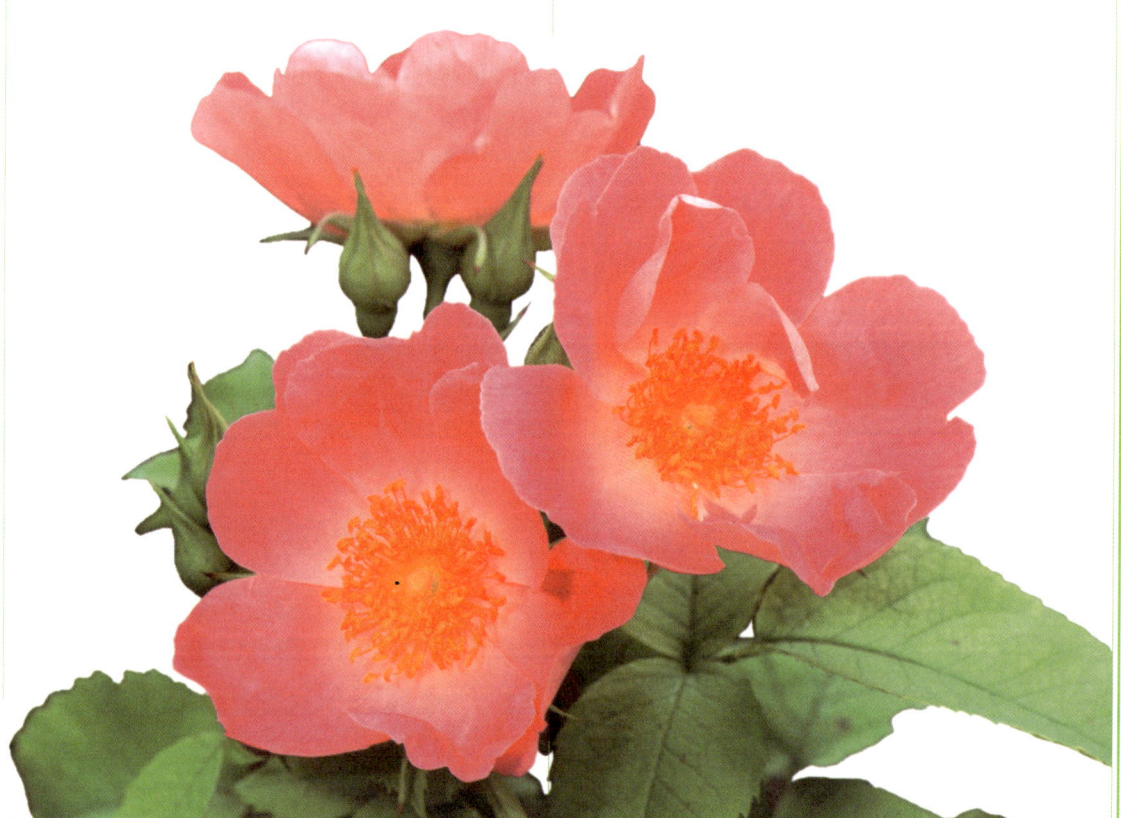

[ROSA CENTIFOLIA]

**Verwendeter Pflanzenteil/Ernte:
Rosenblüten und -blätter/während der
Blüte**

1 Indikation 1
Geschwüre, Augenleiden

ANWENDUNG
Rosenblätter auf das Auge oder die
betroffene Stelle legen. In Apotheken
gibt es Rosenwasser, das mit einem
Leinentuch auf das Auge oder das
Geschwür getupft wird.

2 Indikation 2
Krämpfe, partielle Lähmungen

ANWENDUNG
Eine Salbe aus 70 Gramm Rosenblüten und -blättern, 35 Gramm Salbeiblättern und etwa 70 Gramm Fett
(nach Möglichkeit Ziegen oder
Schweinefett) herstellen. Dazu die
Kräuter fein zermahlen und zu dem
im Wasserbad verflüssigten Fett
geben. So lange rühren, bis eine Salbe entsteht. Zwei- bis dreimal täglich
auftragen.

3 Indikation 3
Jähzorn

ANWENDUNG
2 Teile getrocknete Rosenblüten und Rosenblätter mit 1 Teil getrockneten Salbeiblättern
mischen und zu einem Pulver zermahlen. Diese Mischung in ein kleines, dicht schließen-
des Gefäß geben. Bei Bedarf den Duft einat-
men, ohne das Pulver selbst zu inhalieren.

Tipp!
**Frische Rosenblätter können
gestoßen oder zerquetscht auf Brand-
wunden gelegt werden.**

Hildegard
meint, dass
alle Heil-
mittel besser
werden, wird
ihnen etwas
von der Rose
beigefügt.

SALBEI

Salbei galt früher als Lebenselixier, als die »heilende Ratgeberin der Natur«. Sein Name dürfte vom lateinischen »salvus« = »Heil« kommen.

»Denn roh und gekocht ist er gut für jenen zu essen, den schädliche Säfte plagen ... Nimm aber Salbei und pulverisiere ihn, und iss dieses Pulver mit Brot, und es vermindert den Überfluss der schlechten Säfte in dir ... Aber wenn jemand Überfluss an Schleim hat, oder ... stinkenden Atem hat, dann koche er Salbei in Wein, und dann seihe er es durch ein Tuch, und so trinke er oft, und die schlechten Säfte und der Schleim in ihm werden vermindert. Wenn nun jener ... etwas an Gicht leidet, dann

»Warum stirbt ein Mensch, wenn Salbei in seinem Garten wächst?« (14. Jahrhundert, medizinische Schule von Salerno)

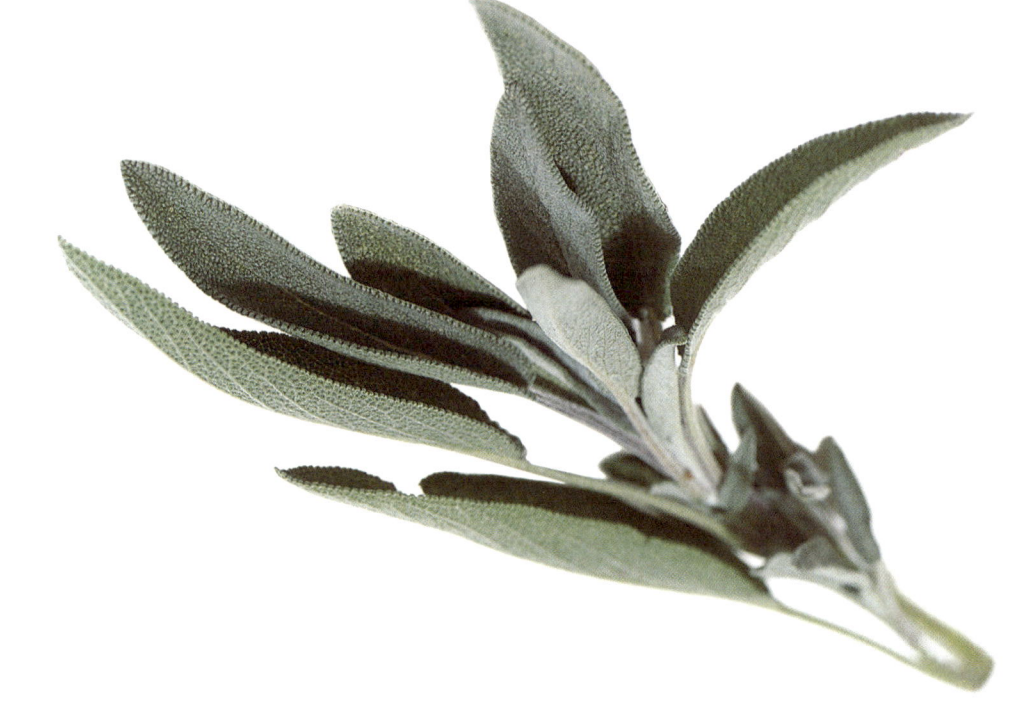

[SALVIA OFFICINALIS]

koche er Salbei in Wasser und trinke, und die Säfte und der Schleim wird ihm vermindert ... Wer aber Widerwillen gegen das Essen hat, der nehme Salbei und weniger Kerbel und etwas Knoblauch, und er zerstoße dies gleichzeitig in Essig, und so mache er eine Würze, und er tauche die Speise, die er essen will, hinein und er hat Appetit zu essen.«

Der hoch wachsende Halbstrauch Salbei gehört zur großen Gattung Salvia mit etwa 900 weit verbreiteten Arten von Blütenpflanzen. Der Echte Salbei ist im gesamten Mittelmeerraum heimisch. Er schätzt sonnige Lagen kombiniert mit einem nährstoffreichen, trockenen und durchlässigen Boden ohne Staunässe.

Wichtig!
Salbei nicht über einen längeren Zeitraum und in hohen Dosen anwenden. Auch Schwangere sollten darauf verzichten.

Verwendeter Pflanzenteil/Ernte:
Blätter kurz vor und während der Blüte/ Mai bis September

1

Indikation 1
Magen- und Darmbeschwerden, Entschlackung, Mundgeruch

ANWENDUNG
Getrocknete Salbeiblätter pulverisieren und 1 Messerspitze davon auf ein Dinkelbutterbrot geben. Als Gewürz für Speisen verwenden oder 2 Esslöffel fein geschnittene Salbeiblätter mit 1 Liter Wein (oder Wasser, als Tee) für 5 bis 8 Minuten kochen, in sterilisierte Flaschen abfüllen und mehrmals täglich 1 Likörglas davon trinken.

2

Indikation 2
Appetitlosigkeit

ANWENDUNG
1 gut gehäufter Teelöffel fein geschnittene Salbeiblätter, 1 Teelöffel Kerbel und 1/2 Knoblauchzehe in Weinessig geben und darin zerstoßen. Als Würzmischung für Speisen verwenden.

Der aromatische Salbei hilft auch bei der Verdauung von fettem Fisch oder Fleisch.

SCHAFGARBE

Ihren botanischen Namen verdankt die Schafgarbe dem griechischen Sagenhelden Achilles. Im Altertum nutzte man ihre Heilkräfte zur Wundheilung und zum Stillen von Blutungen. In China wird Schafgarbe schon seit 4000 Jahren angewendet, auch die Indianer Nordamerikas kannten sie.

»Schafgarb' im Leib tut wohl jedem Weib«, sagt ein altes Sprichwort. Denn wegen ihrer entkrampfenden Wirkung wurde die Schafgarbe gern auch in der Frauenheilkunde angewendet.

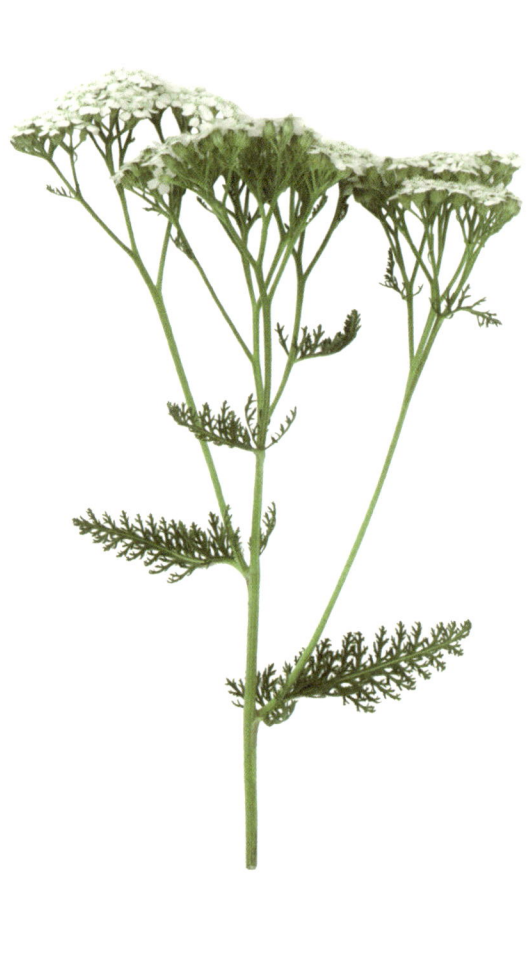

[ACHILLEA MILLEFOLIUM]

»Die Schafgarbe ... hat gesonderte und feine Kräfte für Wunden. Denn wenn ein Mensch durch einen Schlag verletzt wird, wäscht man nachher die Wunde mit Wein, und es soll in Wasser mäßig gekochte Schafgarbe, nachdem das Wasser mäßig ausgepresst wurde, so warm über jenes Tuch leicht gebunden werden, das auf der Wunde liegt ...
Wer aber im Körperinnern eine Wunde erhielt, sei es dass er durch Spieße verwundet oder dass er innerlich zusammengeschnürt wurde, der pulverisiere diese Schafgarbe, und er trinke jenes Pulver in warmem Wasser. Und wenn es ihm besser geht, dann nehme er dieses Pulver in warmem Wein, bis er geheilt wird.«

Von Europa bis Sibirien, von Nordamerika bis Australien und Neuseeland – überall ist die Schafgarbe zu finden. Diese mehrjährige krautige Pflanze aus der Familie der Korbblütler (Asteraceae) wird bis 1,20 Meter hoch. Sie lebt auf Wiesen, an Wegen und Halden in sonniger Lage. Ihre kleinen Blütenköpfchen sind weiß bis rosarot und sitzen in Doldenrispen. Die in Gärten als »Schafgarben« gepflanzten Formen, die gelb, rosa oder rot blühen, sind tatsächlich Gold- bzw. Edelgarben. Die Pflanzenheilkunde verwendet die Blüten oder das Kraut. Die Inhaltsstoffe und Heilanzeigen entsprechen denen der Kamille. Schafgarbenkraut und Blüten enthalten ein ätherisches Öl mit entzündungshemmender, krampflösender und antibakterieller Wirkung. Heute ist die Schafgarbe Bestandteil zahlreicher Fertigarzneimittel für Magen, Darm und Galle, aber auch aus anderen Anwendungsgebieten, z.B. gegen Frauenleiden, als Wundbehandlungs- und Venenmittel.

Wichtig!
Um juckende und entzündliche Hauterscheinungen zu vermeiden, sollten Personen mit Überempfindlichkeit gegen Stoffe der Korbblütlerpflanzen die Schafgarbe nicht anwenden.

Der Kaliumgehalt der Schafgarbe regt die Nierentätigkeit an – ideal für die Frühjahrskur!

Verwendeter Pflanzenteil/Ernte:
Schafgarbenkraut/Mai bis September

1

Indikation 1
Blutergüsse, oberflächliche Verletzungen, Fleischwunden

ANWENDUNG
Entsprechende Menge Schafgarbe etwa 5 Minuten in Wasser leicht kochen lassen. Wunde mit Wein auswaschen und mit einem sterilen Leinentuch (gekocht, heiß gebügelt) abdecken. Schafgarben aus dem Wasser nehmen, leicht auspressen und die Kräuter auf den Verband legen. Mit einem zweiten Leinentuch abdecken und mit einem Verband fixieren. Die Auflage sollte öfter erneuert werden, dafür die Schafgarbe immer frisch aufbrühen. Sobald sich die Wunde geschlossen hat, die warme (nicht zu heiß!) Schafgarbe direkt auf die betroffene Stelle geben.

2

Indikation 2
Operationen aller Art, tiefe Wunden

ANWENDUNG
Ein bis zwei Wochen vor der geplanten Operation mehrmals täglich einen warmen Tee aus Schafgarbe trinken. Dazu 1 Teelöffel fein geschnittene Schafgarbe mit 1 Tasse heißem Wasser überbrühen, etwa 5 Minuten ziehen lassen und abseihen. Nach der Operation zwei- bis dreimal täglich 1 Messerspitze Schafgarbenpulver in warmen Wein einrühren und trinken.

SCHWERTLILIE

Nach historischer Auffassung reinigen die frischen Blätter der Schwertlilie ihre Umgebung. Dabei stärken sie Weisheit, Vertrauen und Mut.

»Im Mai aber nimm den Saft ihrer Blätter und mache Fett in einer Schüssel flüssig und füge diesen Saft bei und bereite so eine Salbe, so dass diese grün erscheint. Und jenen, der die kleine Krätze hat, den salbe oft mit dieser Salbe ... Und zerstoße auch ihre Wurzel mit gutem Wein in einem Mörser und erwärme diesen Wein, nachdem er durch ein Tuch geseiht ist, und gib es so warm jenem zu trinken, der einen Stein hat. Und wer von Schwierigkeit des Harnlassens zusammengeschnürt wird, in dem erweicht es den Stein und die Harnwege, und das, was zusammengeschnürt war, wird eröffnet werden.«

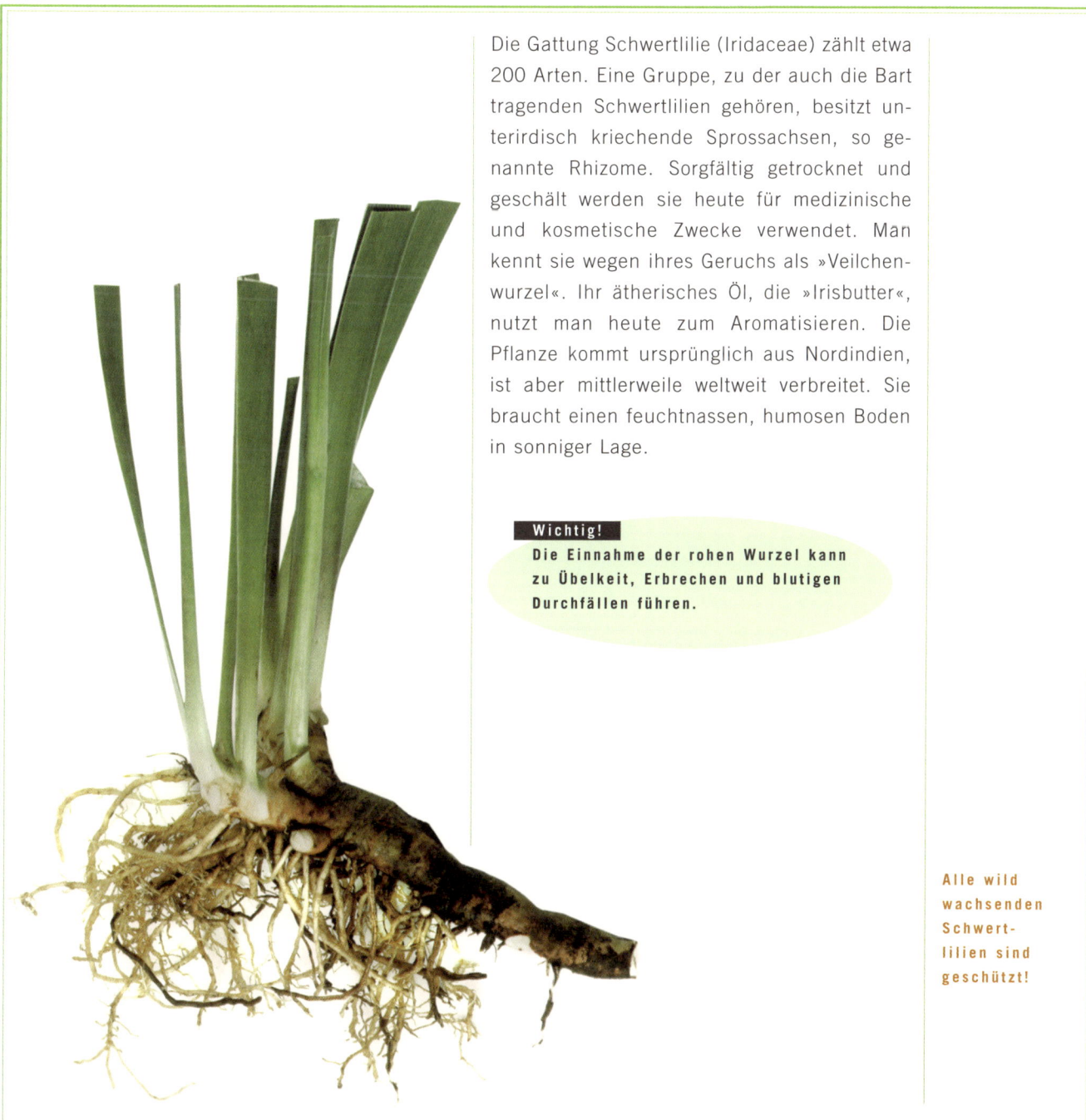

Die Gattung Schwertlilie (Iridaceae) zählt etwa 200 Arten. Eine Gruppe, zu der auch die Bart tragenden Schwertlilien gehören, besitzt unterirdisch kriechende Sprossachsen, so genannte Rhizome. Sorgfältig getrocknet und geschält werden sie heute für medizinische und kosmetische Zwecke verwendet. Man kennt sie wegen ihres Geruchs als »Veilchenwurzel«. Ihr ätherisches Öl, die »Irisbutter«, nutzt man heute zum Aromatisieren. Die Pflanze kommt ursprünglich aus Nordindien, ist aber mittlerweile weltweit verbreitet. Sie braucht einen feuchtnassen, humosen Boden in sonniger Lage.

Wichtig!
Die Einnahme der rohen Wurzel kann zu Übelkeit, Erbrechen und blutigen Durchfällen führen.

Alle wild wachsenden Schwertlilien sind geschützt!

[IRIS GERMANICA]

1

Indikation 1
frische Hautleiden, unreine Haut

ANWENDUNG
Aus den Blättern 1 Esslöffel Saft auspressen.
Diesen zu 4 Esslöffel flüssigem Ziegen- oder
Schweinefett geben. So lange rühren, bis das
Fett erkaltet ist. Die gewonnene Salbe ein- bis
zweimal täglich hauchdünn auf die betroffene
Stelle auftragen.

2

Indikation 2
Nieren- und Blasenleiden

ANWENDUNG
Einige entrindete Wurzelstücke zusammen mit
1/4 Liter Wein in einem Mörser zerstoßen. Das
Ganze aufkochen, abseihen und einmal täglich trinken. Den so genannten Iriswein (und
auch die Irissalbe) gibt es fertig in der Apotheke zu kaufen.

VEILCHEN

*Viele Kräfte wurden dem
Veilchen zugeschrieben:
So soll es gegen Kopf-
schmerzen helfen, das
Einschlafen beschleunigen,
Ärger besänftigen.
Und kombiniert mit
anderen Blüten sogar
zum Liebestrank
taugen …*

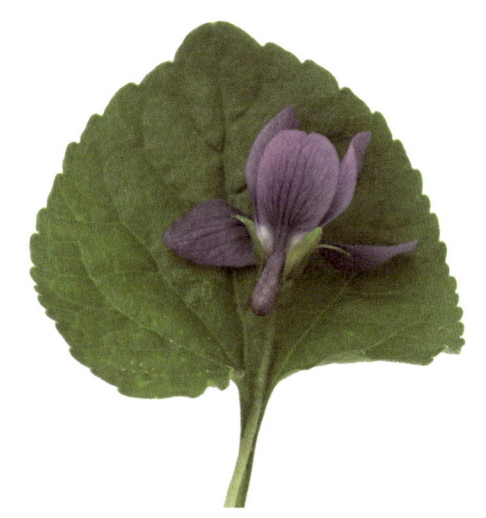

[VIOLA ODORATA/TRICOLOR]

»Und es ist gut gegen die Verdunkelung der Augen. Nimm daher gutes Öl und bring es ... zum Sieden, und wenn es so siedet, wirf Veilchen hinein, damit es davon dick wird, und fülle es so in ein gläsernes Gefäß und bewahre es so auf. Und abends salbe mit diesem Öl um die Augenlider und deine Augen, jedoch so, dass es die Augen inwendig nicht berührt ...

Und wenn jemand Kopfweh hat, oder wessen Fleisch die Krebse zerfressen, oder wenn er irgendwelche Geschwüre in seinem Körper hat, dann nehme er Veilchensaft und zum dritten Teil dieses Saftes Olivenöl, und gemäß der Menge des Veilchensaftes Bockstalg, und dies bringe er ... zum Sieden und bereite eine Salbe. Und wer Kopfweh hat, der salbe mit dieser Salbe die Stirne in der Quere, und es wird ihm besser gehen.«

Die Familie der Veilchengewächse (Violaceae) umfasst faszinierenderweise sowohl Kräuter als auch Sträucher sowie einige Bäume und holzige Kletterpflanzen. Die Gattung Veilchen kommt von den gemäßigten Gebieten bis hinauf zur Arktis vor. Das Veilchen wächst gerne an Rainen, Hecken, auf Wiesen, an Waldrändern. Es liebt einen mäßig feuchten, nährstoffreichen Boden, an einem sonnigen bis halbschattigen Platz, wo es seinen herrlichen Duft verströmt. Das Veilchen ist symbolträchtig und steht für Bescheidenheit, Demut, Jungfräulichkeit, Frühling, Hoffnung, Fruchtbarkeit, Treue und Liebe.

Tipp!
Für einen köstlichen Kräuteressig einige Hand voll frischer Veilchenblüten in eine saubere Glasflasche geben. Mit Weinessig aufgießen, einige Wochen gut verschlossen an einem dunklen Ort ziehen lassen.

In der Bretagne sät man noch heute am Karfreitag Veilchen aus, um damit den Frühling herbeizulocken.

Verwendeter Pflanzenteil/Ernte:
Veilchenblätter und -blüten/März bis Mai

1

Indikation 1
müde, überanstrengte Augen

ANWENDUNG
30 Milliliter Olivenöl und etwa 100 Gramm
Veilchen erwärmen. Das Ganze durch ein
Tuch filtern und in ein Glasfläschchen füllen.
Abends rings um das Auge auftragen.

2

Indikation 2
Hautgeschwüre, Kopfschmerzen, geschwürige
Erkrankungen der Brustdrüse, Narbennach-
behandlung, Muttermale

ANWENDUNG
Je nach benötigter Salbenmenge je 3 Teile
Veilchensaft und Ziegenfett mit 1 Teil Olivenöl
schmelzen und daraus unter beständigem
Rühren eine Salbe herstellen. Zweimal täglich
dünn auftragen.

Hildegard:
»Das Veil-
chen ist
zwischen
warm und
kalt, ... und
es wächst
von der Lieb-
lichkeit und
Milde der
Luft.«

WERMUT

*Hildegard schätzte
den sehr kräftigen
Wermut überaus und
bezeichnete ihn in ihren
Schriften sogar als
den wichtigsten
Meister gegen alle
Erschöpfungen.*

*»Und gieße auch von seinem Saft in
Baumöl, so dass das Öl jenen Saft um
zwei Teile übertrifft, und wärme es in
einem gläsernen Gefäß an der Sonne, und
bewahre es so auf ... Und wenn irgend-
ein Mensch in der Brust oder um die
Brust Schmerzen hat, so dass er davon
hustet, dann salbe ihn auf der Brust damit. Und wer in der Seite Schmerzen hat,
den salbe dort ...*
*Und wenn der Wermut frisch ist, dann
drücke ... den Saft aus, und er koche
mäßig Wein mit Honig, und er gieße jenen
Saft in den Wein, so dass der Saft den
Wein und den Honig an Geschmack übertrifft. Und dies trinke er nüchtern und
kalt von Mai bis Oktober ... immer jeden
dritten Tag.«*

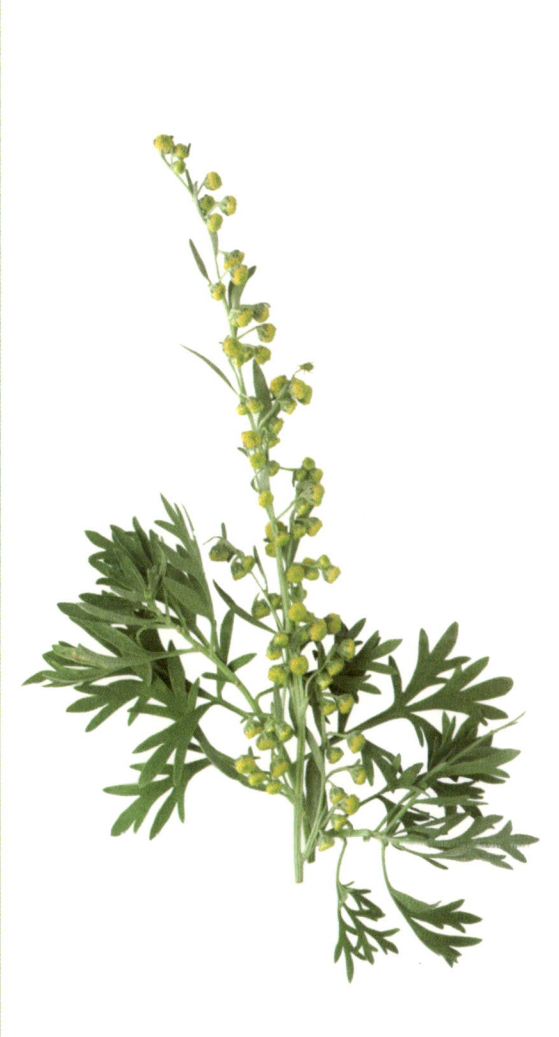

Der Wermut, auch Absinth genannt, ist eine mehrjährige krautige Pflanze aus der Familie der Korbblütler (Asteraceae). Ebenso wie der Estragon zählt er zur Gattung Beifuß. Sein aufrechter Stängel wird zwischen 60 bis 120 Zentimeter hoch. Die Laubblätter sind an beiden Seiten seidig silbergrau behaart. Die kleinen gelben und kugeligen Blüten stehen in dichten Rispen. Der Wermutstrauch ist in den trockeneren Gebieten Europas und Asiens heimisch. Medizinisch verwendet werden heute die Blüten und die oberen Sprossteile und Laubblätter. Charakteristisch sind der aromatische Geruch und der sehr bittere Geschmack.

Wichtig!

Zu hohe Dosierungen können zu einer Thujonvergiftung führen, z.B. mit Übelkeit, Erbrechen, Magen-Darm-Krämpfen, zentralen Störungen.

Als »grüne Fee« mit halluzinogener Wirkung war Absinth Anfang des 20. Jahrhunderts sehr beliebt.

[ARTEMISIA ABSINTHIUM]

Verwendeter Pflanzenteil/Ernte:
Wermutkraut/April bis August

1 Indikation 1

Husten, Rippenfellentzündung, Bronchitis

ANWENDUNG

Blätter im April oder Mai ernten und entsaften. 1 Teil Wermutsaft mit 3 Teilen Olivenöl mischen und in einer Glasflasche 3 Wochen an der Sonne stehen lassen. Alle paar Tage schütteln. Danach an einem kühlen Ort aufbewahren und bei Bedarf Brust und Rücken einreiben.

2 Indikation 2

Nervenschwäche, Melancholie, Depressionen, Herz- und Kreislaufschwächen, Magenfunktionsstörungen, Verdauungsstörungen, als Schutz vor Lungenkrankheiten

ANWENDUNG

Blätter im April oder Mai ernten und entsaften. Pro Liter Wein benötigt man etwa 20 Milliliter Wermutsaft und 100 bis 150 Gramm Honig. Den Wein etwa 5 Minuten kochen lassen, dann Honig und Saft zugeben. Heiß in sterile Flaschen füllen, abkühlen und im Kühlschrank aufbewahren. Jeden zweiten Morgen 1 Likörglas davon vor dem Essen trinken.

3 Indikation 3

Zahnschmerzen, Zahnwurzelgranulom, Herdgeschehen im Zahn- und Kopfbereich

ANWENDUNG

Auf 1 Glas Wein nimmt man je 1/2 Esslöffel fein geschnittenes Eisen- und Wermutkraut. Zusammen etwa 5 Minuten kochen, durch ein Tuch seihen, etwas süßen und langsam in kleinen Schlucken trinken. Zwei- bis dreimal täglich wiederholen.

Wichtig!

Vor Gebrauch von Wermut sollte man den Arzt befragen. Wermut nicht in der Schwangerschaft anwenden.

YSOP

Der Ysop verdankt seinen Namen dem hebräischen Begriff für »heiliges Kraut«. Er diente schon von alters her zur Reinigung und Behandlung Aussätziger. Hildegard empfiehlt ihn gegen Leberleiden, Traurigkeit und Depression.

»Und wenn man ihn oft isst, reinigt er den kranken und stinkenden Schaum der Säfte ... und (der Ysop) ist für alle Speisen nützlich. Gekocht ist er aber nützlicher und pulverisiert ist er (nützlicher) als roh ... Aber auch wer bustet und an der Leber Schmerzen hat und wer dämpfig ist und an der Lunge leidet, von denen soll jeder Ysop entweder mit Fleisch oder mit Fett essen, und es wird besser werden. Wenn aber einer Ysop nur dem Wein oder nur dem Wasser beifügt und ihn isst, wird er davon mehr geschädigt als gefördert werden.«

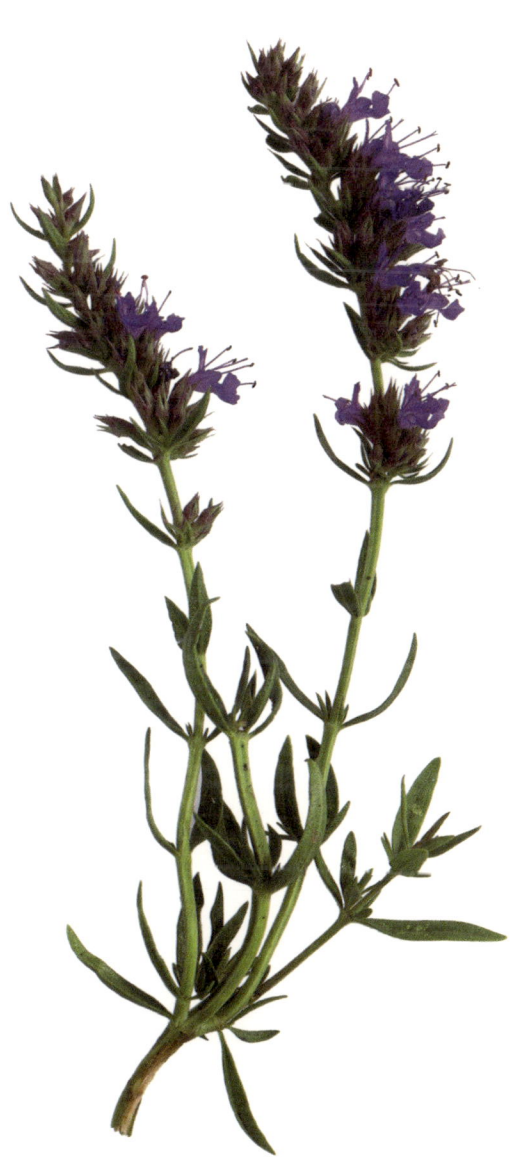

»Entsündige mich mit Ysop, dass ich rein werde, wasche mich, dass ich schneeweiß werde.« (Psalm 51,9)

[HYSSOPUS OFFICINALIS]

Der Ysop ist ein bis zu 60 Zentimeter hoch wachsender Halbstrauch aus der Familie der Lippenblütler (Lamiaceae). Seine Äste sind mit brauner Borke bedeckt und haben aufrechte, immergrüne Zweige. Ysopblüten – bei der Wildform meist violett oder lebhaft blau – stehen in Scheinähren. Die Pflanze besitzt einen scharf aromatischen Geruch und wird auch als Gewürz verwendet. Ysop stammt aus dem Mittelmeergebiet und wächst heute bei uns verwildert in der Landschaft. Ysop nicht in der Schwangerschaft und bei Epilepsie (-neigung) nehmen.

Verwendeter Pflanzenteil/Ernte:
Ysopkraut/vor und während der Blüte

Indikation
Blutreinigung, Steinleiden, Leberschmerzen, Melancholie, Depressionen

Anwendung
Ysop zu allen Fleischgerichten verwenden

Tipp!
Sparsam dosiert ist Ysop ein hervorragendes Küchengewürz. Er schmeckt und riecht sehr aromatisch und würzt Eintöpfe, Suppen, frische Salate und Frischkäse.

ZIMT

Zimt hat ein sehr charakteristisches, stark duftendes Aroma und einen süßlichen, durchdringenden Geschmack. Heute verwendet man Zimt mehr als Gewürz denn als Heilmittel.

»Der Zimt ist auch sehr warm und hat starke Kräfte … und wer ihn oft isst, (dem) mindert er die üblen Säfte und bereitet gute Säfte in ihm … Und ein Mensch, dem der Kopf schwer und stumpf ist, so dass er den Atem schwer durch die Nase ausstößt und einzieht, der pulverisiere Zimt und esse dieses Pulver oft mit einem Bissen Brot, oder er lecke es in seiner Hand, und es löst die schädlichen Säfte, durch die sein Kopf stumpf ist, auf.«

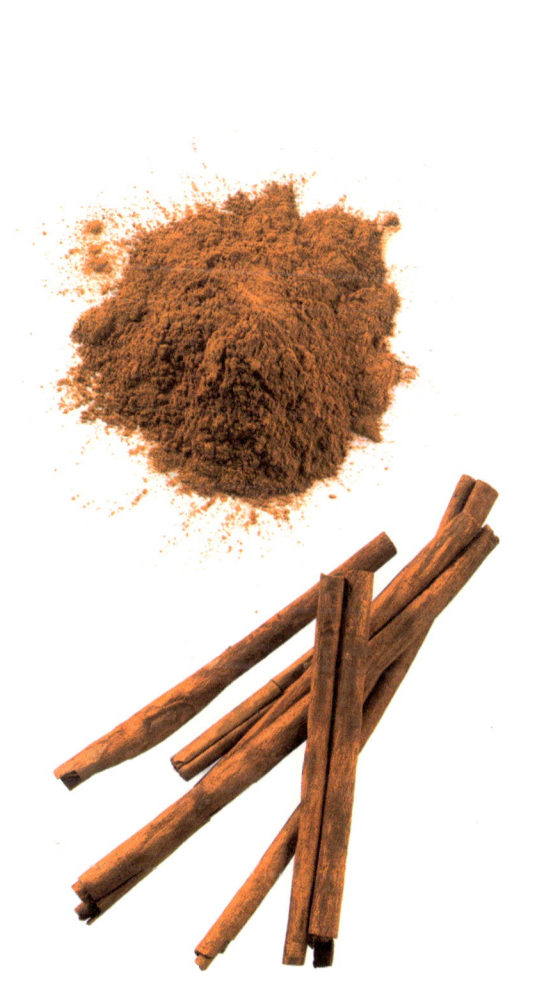

Der Echte Zimtbaum ist ein 6 bis 12 Meter hoher, immergrüner Baum mit bis zu 20 Zentimeter langen Blättern. Er stammt aus Sri Lanka, wird aber in vielen anderen tropischen Ländern Südostasiens sowie in Brasilien angebaut. Zerreibt man seine Blätter, riechen sie nelkenartig. Verwendet werden die Zimtrinde und das daraus gewonnene Zimtöl. Je nach Dicke der Rinde und Art der Bearbeitung unterscheidet man verschiedene Handelssorten. Den geschmacklich besten Zimt, den Kaneel, liefert der Ceylonzimtbaum.

Verwendeter Pflanzenteil:
Zimtrinde

Indikation

Nasennebenhöhlen-Entzündungen, Nasenpolypen, Schwellungen der Nasenschleimhaut, Abstumpfung von Gehör-, Geruchs- und Geschmackssinn, unterstützend bei Depressionen und Nervenleiden

ANWENDUNG

Dinkelbutterbrot mit Zimtpulver bestreuen und gut durchkauen. Außerdem Zimt zum Würzen von Speisen verwenden oder 2 Messerspitzen Zimtpulver in die Hand geben und ablecken.

Wichtig!
Nicht in der Schwangerschaft und bei Magen- und Darmgeschwüren anwenden.

[CINNAMOMUM CEYLANICUM]

KRANKHEITEN VON A BIS Z

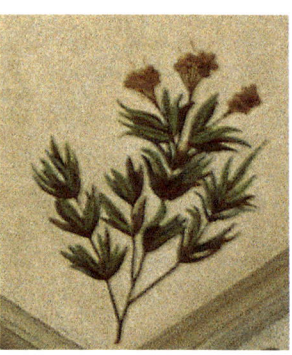

»Durch Krankheit werde ich stark gehemmt und oft derart in schwere Schmerzen verstrickt, dass sie mich an den Rand des Todes bringen. Doch hat Gott mich bis jetzt immer wieder neu belebt.«

Der Arzt im 12. Jahrhundert war eher Heilpraktiker als Arzt im heutigen Sinn.

So schreibt Hildegard in einem Brief. Der Mensch braucht also nicht nur die Mittel der Heilkunde, sondern er bedarf der göttlichen Gnade. Mit der Frage nach der Ursache der Krankheit ist stets auch die Frage nach der Verantwortlichkeit für die Krankheit verknüpft. Hildegards Ansicht nach entstehen Krankheiten dann, wenn der Mensch nicht mit Gott und der Welt im Einklang ist. Als Heilmittel steht ihm die ganze Schöpfung zur Verfügung.

Nach Hildegard sind die heilenden Kräfte nicht nur in Pflanzen zu finden, sondern auch in Edelsteinen, Mineralien und Tieren. Darin ist sie einer Meinung mit vielen Ärzten der Antike. In ihren Werken nennt sie über 2000 Heilmittel, deren Wirkung vor allem auf dem Glauben basiert: an Gott und an die Heilkraft.

Zu den wichtigen Heilmitteln zählt Hildegard auch die heilsamen Kräfte im Wort und in der Musik und in der persönlichen Zuwendung zum Kranken. Heil und Heilung gehen bei ihr Hand in Hand.

Schließlich ist Hildegards Heilkunde in hohem Maße der Vorbeugung gewidmet: Sie fordert den gebildeten Umgang mit Licht und Luft, eine sinnvolle Ernährung ohne Übermaß und Sucht. Sie spricht von der »Heilkraft des Genießens«. Das Gleichgewicht von Bewegung und Ruhe gehören genauso dazu wie der rechte Rhythmus von Schlaf und Wachen und der bewusste Umgang mit den menschlichen Leidenschaften.

Nachfolgend finden Sie eine tabellarische Übersicht von Zivilisationskrankheiten: Herz-Kreislauf-Probleme, Abwehrschwäche, Magen-Darm-Leiden, Rheuma, Hautkrankheiten und vieles mehr – jeweils kombiniert mit geeigneten Therapievorschlägen auf der Basis von Hildegard-Empfehlungen.

Bitte beachten Sie trotzdem: Nur der Arzt kann im ernsten Krankheitsfall die Diagnose stellen und über das richtige Heilmittel entscheiden.

HÄUFIGE BESCHWERDEN UND WIE SIE NACH HILDEGARD THERAPIERT WERDEN KÖNNEN

Indikation	Heilmittel	Rezept
Akne/fleckige Gesichtshaut	1. Quendelkrautpulver (siehe S. 73f.)	1. In Fleisch- oder Gemüsegerichten etwas Quendel mitkochen.
	2. ungeschälte Gerste (siehe S. 102)	2. Etwa 100 g Gerste 10–15 Minuten in Wasser kochen, durch ein Tuch abgießen. Mit dem leicht abgekühlten Sud das Gesicht vorsichtig benetzen.
Appetitlosigkeit	Salbei (siehe S. 80f.)	Eine Würze für pikante Speisen herstellen: 30 g Salbeiblätter, 15 g Kerbel und 1 Knoblauchzehe in 150 ml Weinessig zerreiben. Sparsam anwenden.
Asthma	Ziegenmilch	1 x täglich 1 Glas frische Ziegenmilch trinken.
Bauchschmerzen	Bohnenbrühe	100 g Bohnenkerne 15–20 Minuten in 1 l Wasser kochen, bis sie sich auflösen. 2 EL Fett zugeben. Mit Salz und Muskatnusspulver würzen. Bohnen abseihen und Brühe trinken.
Bluterguss	Vogelmierenkraut	Das Kraut etwa 5 Minuten blanchieren, abseihen. Noch warm auf den Bluterguss legen und mit einer Binde fixieren. Auflage 3 x täglich erneuern.
Darmträgheit/ Verdauungsschwäche	1. Pfefferminze	1. Alle Fleisch- oder Fischgerichte und Salate mit frischen oder getrockneten Pfefferminzblättern großzügig würzen.
	2. Flohsamen (siehe S. 56f.)	2. 2 x täglich 1–2 EL Flohsamen pur einnehmen oder als Brotbelag verwenden. Ergänzend 1/2 l Fencheltee trinken.
Depressionen	Fenchelkraut (siehe S. 53f.)	2–3 x täglich Stirn, Brust, Schläfen und Magen mit frisch gepresstem Fenchelsaft einreiben.
Durchfall	Fünffingerkraut	1/2 TL Fünffingerkraut mit 1/4 l Wasser kochen. Vom Sud täglich 2 Tassen ungesüßt trinken.

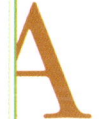

F

G

H

Indikation	Heilmittel	Rezept
Fieber	1. Meisterwurz-Wurzeln	1. 1–2 TL Meisterwurz-Wurzeln in 1/8 l Wein ansetzen und über Nacht ziehen lassen. Am nächsten Morgen zusätzlich 1/8 l frischen Wein zugeben. 3–5 Tage vor jeder Mahlzeit 1 Likörglas davon trinken.
	2. Himbeerblätter	2. 1 EL Himbeerblätter in 1/4 l Wasser kurz kochen. Morgens und abends warm trinken. Die warmen Blätter für eine Magenauflage von 45 Minuten verwenden.
Gicht (Rheuma)	1. Quitten (siehe S. 104)	1. Täglich 1–2 Quittenfrüchte gekocht oder gebraten zu einer beliebigen Tageszeit essen.
	2. Petersilie (siehe S. 71 f.)	2. 20 g Petersilienkraut mit 80 g Raute in wenig Olivenöl anrösten und auf die schmerzende Stelle legen. Mit einem sauberen Leinentuch fixieren.
	3. Edelkastanienblätter	3. 20 Edelkastanienblätter mit 10 stacheligen Kastanienfruchthülsen in 2 l Wasser 10 Minuten kochen. Sud für Saunaaufgüsse verwenden. 2 Saunatage wöchentlich à 2–3 Durchgänge.
	4. Sellerie (siehe S. 105)	4. 60 g Selleriesamen, 20 g Weinraute, 15 g Muskatnuss, 10 g Gewürznelken und 5 g Steinbrechkraut pulverisieren. Vor und nach den Mahlzeiten 1/2 TL Pulvermischung mit Brot einnehmen.
Gürtelrose	Eisenkraut (siehe S. 51)	30–60 g Eisenkraut 5 Minuten in Wasser kochen, abseihen und gut abtropfen lassen. Die Kräuter noch warm auf ein reines Leinentuch geben. Kompresse auf die betroffene Hautstelle legen.
Haarausfall	Rinde und Blätter vom Pflaumenbaum	Rinde und Blätter zu Asche verbrennen, fein zerreiben und in ein Gefäß gegeben. 1 EL Asche mit 1 l Wasser gut vermischen. Nach der Kopfwäsche die Haare mit dieser Lauge spülen. Die Lauge nicht ausspülen und an der Luft trocknen lassen.
Heiserkeit	Königskerzenblüten und Fenchelkraut (siehe S. 53 f.)	25 g Königskerzenblüten mit 25 g Fenchelkraut mischen. Davon 3 TL 5 Minuten lang in 1/4 l Wein kochen. In eine Warmhalteflasche füllen und tagsüber trinken.

Indikation	Heilmittel	Rezept
Husten	1. Pflaumenkerne	1. 40 Pflaumenkerne knacken und das Innere zugedeckt in 1/4 l Wein 1–2 Tage quellen lassen. Täglich 3–6 Stück kauen.
	2. Wermutpresssaft (siehe S. 88 ff.)	2. 20 ml frischen Wermutpresssaft mit 60 ml Olivenöl einen Sommer lang in einem Deckelgefäß in die Sonne stellen. Wermutöl nur äußerlich anwenden, 2–3 x täglich auf Brust, Rücken oder die schmerzenden Halspartien streichen.
	3. Bertramwurzel (siehe S. 46 f.)	3. 30 g Bertramwurzel, 25 g Brombeerblätter, 20 g Ysopkraut, 15 g Oregano mit 150 g Honig in 3 l Wein kochen. Abseihen und heiß in Flaschen füllen. Nach jeder kleinen Mahlzeit 1 EL, nach jeder großen 1–2 Likörgläser davon einnehmen.
Insektenstiche	Wegerichsaft	Frisch gepressten Wegerichsaft auf die Stichstelle reiben oder zerriebene Spitz- bzw. Breitwegerichblätter auflegen.
Konzentrations-schwäche	Kerne der Edelkastanie (Maroni) (siehe Kastanie, S. 103)	Frische Maroni kreuzweise einschneiden und in Wasser weich kochen. Vor und nach den Mahlzeiten jeweils etwa 5 Maroni essen.
Kopfschmerzen	Weihrauch	1 EL pulverisierten Weihrauch mit 2 EL Dinkelfeinmehl vermischen. 1 Eiweiß dazugeben und kleine Küchlein formen. An der Sonne oder im Backrohr langsam trocknen lassen. Frische Küchlein abends als Schläfenauflage verwenden.
Krämpfe	Olivenöl	Öl mit kräftigen Strichen in schmerzende Stellen einmassieren.
Kreislauf-schwäche	1. Edelkastanien	1. Edelkastanien im Wasserbad weich kochen. Vor und nach jeder Mahlzeit etwa 5 Stück essen.
	2. Edelkastanienholz (siehe Kastanie, S. 103)	2. Aus Edelkastanienholz einen Stock anfertigen und diesen in der Hand tragen. Den Geruch des Holzes intensiv einatmen.
Kreuz- und Rücken-schmerzen	1. Weizenkörner (siehe S. 103)	1. 1 kg Weizenkörner in Wasser bissfest kochen. Ein Handtuch auf eine wasserdichte Unterlage legen, darauf die gut abgetropften Körner verteilen. Sobald die Körnertemperatur angenehm ist, 3–4 Stunden zugedeckt auf dem Weizen liegen.
	2. Galgant (siehe S. 58 f.)	2. Etwa 1/2 TL Galgantpulver in 150 ml Wein auflösen, kurz aufkochen. 2 x täglich warm trinken.

H
I
K

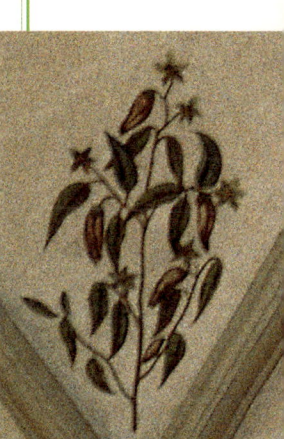

M

Indikation	Heilmittel	Rezept
Magen-schmerzen	1. Beifuß (siehe S. 45 f.) 2. Rainfarn	1. Frisches oder getrocknetes Beifußkraut in allen Gerichten mitkochen. Aus frischen Kräutern Beifußspinat zubereiten. 2. Eine klare, salzarme Brühe aus Suppenhuhn oder Rindfleisch kochen. 1 TL klein geschnittene Rainfarnblätter dazugeben, Suppe nochmals aufkochen und möglichst warm essen.
Mandel-entzündung	Andornkraut (siehe S. 41 ff.)	1 EL Andornkraut in 1/4 l Wasser 5 Minuten kochen, abseihen. Zu 1/8 l von diesem Andorntee 1/4 l Wein und 1–2 EL Butterschmalz oder Sahne geben. Noch einmal aufkochen. 2 x täglich 1/4 l dieser bitteren Medizin trinken.
Migräne	1. Alantkraut 2. Frühlingsapfel-knospen mit Olivenöl 3. Birnhonig (siehe S. 26 f.)	1. 50 g frisches oder getrocknetes Alantkraut mit Wurzel in 1 l Wein legen. Nur so lange vor und nach dem Essen 1 EL voll nehmen, bis eine Besserung oder Heilung eingetreten ist, sonst drohen Verdauungsprobleme. 2. 100 g frische Frühlingsapfelknospen in 1/2 l Olivenöl einlegen. In einem verschließbaren Glas etwa 1 Woche in die Sonne stellen. Täglich – auch zur Vorbeugung – vor dem Schlafengehen den Kopf mit dem Apfelknospenöl einreiben. 3. 5 große ungeschälte Birnen vierteln, Kerngehäuse entfernen. Fruchtfleisch in Wasser weich kochen, abgießen und pürieren. 250 g naturreinen Blütenhonig im Wasserbad auf 35–40 °C erwärmen und 2 EL von folgender Pulvermischung einrühren: 28 g Bärwurz-, 26 g Galgant-, 24 g Süßholz- und 22 g Mauerpfefferpulver. Birnenpüree gut untermischen. In Gläsern im Kühlschrank aufbewahren. 3 x täglich 1–2 EL.
Mundgeruch	Fenchel (siehe S. 53 f.)	Jeden Morgen auf nüchternen Magen 1–2 EL Fenchelsamen kauen oder 4 Fencheltabletten lutschen. Außerdem Fenchel-tee und Gemüsefenchel oft auf den Speiseplan setzen.
Schlafstörungen	1. Betonienkraut (siehe S. 48 f.) 2. naturgegerbtes Schaffell	1. 100 g frisches oder getrocknetes Betonienkraut während des Schlafes hautnah bei sich tragen. 2. Schaffell als Betteinlage verwenden und ohne Leintuch direkt darauf schlafen.

S

Indikation	Heilmittel	Rezept
Schnupfen	1. weißer Weihrauch	1. Vor allem in der Anfangsphase eines Schnupfens 2–3 Körner weißen Weihrauch auf einer heißen Herdplatte verräuchern und Rauch in kleinen Portionen einatmen.
	2. Fenchelkraut mit Dillspitzen (siehe S. 53 f.)	2. 2–3 x täglich 2 TL einer Mischung von 10 g Fenchelkraut und 40 g Dillspitzen auf einem heißen Ziegelstein unter ständigem Wenden verräuchern. Den aufsteigenden Rauch durch Mund und Nase tief einatmen. Die Kräuter noch grün als Brotaufstrich verwenden.
Verbrennungen	Leinsamen	6 EL Leinsamen auf 1 l Wasser geben und 10 Minuten kochen. Ein frisch gebügeltes und steriles Leinentuch mit dem warmen Leinsamenwasser tränken und vorsichtig noch warm auf die verbrannte Stelle auflegen. Anfangs den Umschlag häufig erneuern, damit er nicht an der Wunde anklebt.
Warzen	Schöllkrautsaft	10 g Schöllkrautsaft mit 50 g altem Schweinefett vermengen und in der heißen Pfanne verschmelzen. So lange rühren, bis die Mixtur abgekühlt ist. Mehrere Wochen 1–2 x täglich auf die Warzen auftragen.
Wunden	Schafgarbenkraut (siehe S. 82 ff.)	1 Hand voll Schafgarbenkraut 3 Minuten in Wasser sieden lassen und auspressen. Die Wunde mit 100 ml naturreinem Wein auswaschen und mit einer sterilen Leinenkompresse abdecken. Die Schafgarbe auf die Kompresse über der Wunde legen, mit einer Mullbinde fixieren. Wundauflage 3–8 x täglich erneuern.
Zahnschmerzen, Zahnfleisch- erkrankungen	1. Wermutkraut mit Eisenkraut (siehe S. 88 ff./S. 51)	1. Je 25 g Eisenkraut und Wermutkraut in 1/4 l Wein kochen, abseihen, 2 TL Rohrzucker zugeben. Die Flüssigkeit trinken. Die noch warmen Kräuter auf die schmerzende Stelle legen, abdecken und fixieren.
	2. Rebasche	2. 2 EL reine Rebasche und 1/2 l Wein unter kräftigem Schüt- teln mischen. Flüssigkeit filtern. Von der Mixtur nach jeder Mahlzeit einen kleinen Schluck im Mund mit der Zahnbürste langsam und gleichmäßig um Zähne und Zahnfleisch verteilen. Die Flüssigkeit nicht schlucken, sondern wieder ausspucken.

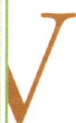

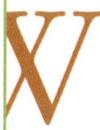

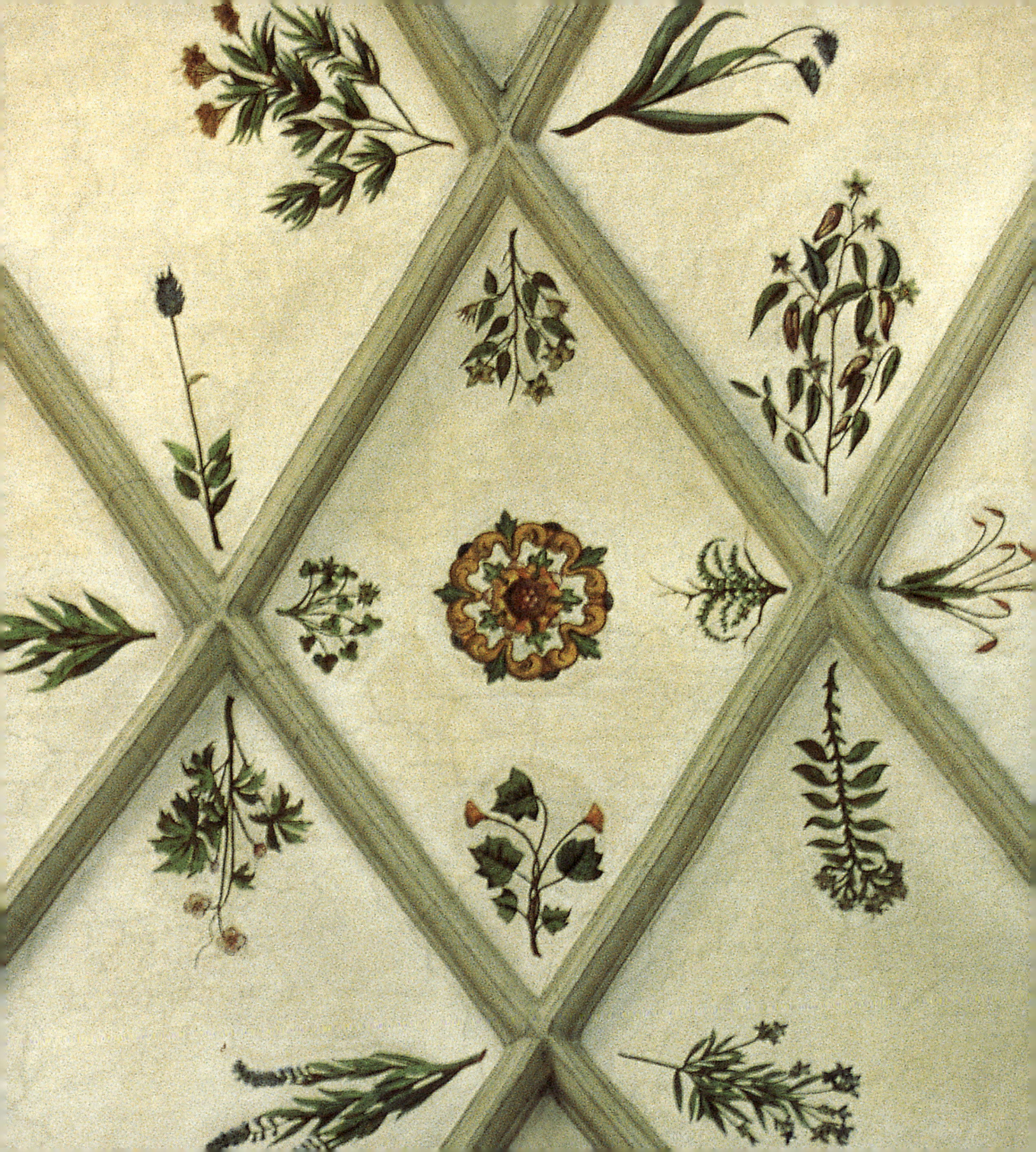

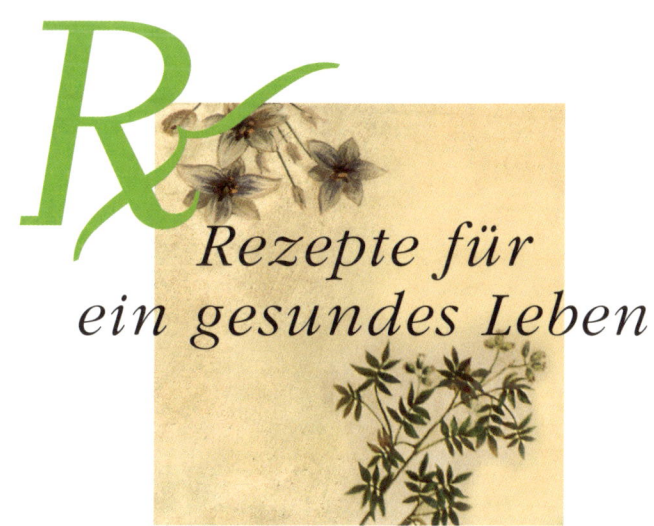

Rezepte für
ein gesundes Leben

HILDEGARDS WICHTIGSTE LEBENSMITTEL

»Daher nährt ein Mensch, der schädliche und überflüssige Nahrung in sich aufnimmt, das schlechte Blut, und wer schlechte und überreichliche Getränke genießt, der vermehrt das schlechte Blutwasser in sich ...«

Hildegard kocht mit Getreide, Obst, Gemüse, Fisch und Fleisch, Heilkräutern und Gewürzen.

Hildegard erkannte die elementare Bedeutung einer gesunden Ernährung für die Gesundheit des Menschen: Lebensmittel sind die besten Heilmittel! In ihrer »Physica« untersucht sie einzelne Grundnahrungsmittel auf ihre Verträglichkeit und ihre Heilkräfte. Diese Liste der Hildegard-Lebensmittel ist historisch sehr interessant, aus heutiger ernährungswissenschaftlicher Sicht natürlich nicht vollständig. Hildegard hat nie ein Kochbuch verfasst, trotzdem beherzigen die nachfolgenden modernen Rezepte ihre Empfehlungen und kombinieren sie mit zeitgemäßer Zubereitung.

Getreide

Im europäischen Mittelalter hatte das Getreide eine vorrangige Stellung in der Ernährung: Weizen, Gerste, Hafer, Dinkel, Hirse, Kolbenhirse und Roggen wurden viel gegessen – meistens als Brot, in den ärmeren Gesellschaftsschichten auch als Getreidebrei.

Dinkel: Kaum ein anderes Mittel schätzt Hildegard diätetisch ähnlich hoch wie den Dinkel, dieses uralte Getreide aus der Familie der Spelzgetreide-Arten. Sie schreibt:

»Der Dinkel ist das beste Getreide ... und er bereitet dem, der ihn isst, rechtes Fleisch und ... Blut, und er macht frohen Sinn und Freude im Gemüt des Menschen.«

Gerste: Die Gerste ordnet sie als schädigend für die Gesunden und die Kranken ein, wenn sie als Brot oder Mehl gegessen wird.

Hafer: Obwohl Haferschleim gerne bei Magenverstimmung als Hausmittel verwendet wird, schätzt Hildegard den Hafer nur bedingt.

»Der Hafer ... ist eine beglückende und gesunde Speise für gesunde Menschen ... Für jene aber, die sehr krank ... sind, ist er zum Essen nicht bekömmlich.«

Hirse (Rispenhirse): Die Hirse ist nach Hildegard nicht brauchbar zum Essen, weil sie »weder das Blut noch das Fleisch und Kräfte im Menschen mehrt«.

Roggen: Roggen ist ein Korn mit vielen Kräften. Das aus ihm bereitete Brot empfiehlt Hildegard den Gesunden und auch den Dicken, weil es »ihr Fleisch mindert«.

Weizen: Weizen gehörte damals zu den teureren Getreidesorten, die sich Grundherrn, Mönche und Stadtbürger leisten konnten.
»Der Weizen ist warm und vollkommene Frucht, so dass in ihm kein Mangel ist.«

Früchte & Gemüse

Rohes Obst steht bei Hildegard nicht sehr hoch im Kurs, sie sieht Obst lieber gekocht. Grundsätzlich müssen Gemüse, Beilagen und Salate bei Hildegard immer zubereitet werden, entweder gebraten, gebeizt oder gekocht.

Apfel: Der unansehnlichste Apfel ist für Hildegard der unbedenklichste. Erst wenn er winterlich alt und runzlig werde, dann sei er sowohl für Gesunde als auch für Kranke eine unbedenkliche Aufbaunahrung.
»Aber die Frucht ... ist zart und leicht verdaulich, und roh genossen schadet sie gesunden Menschen nicht ... Aber die gekochten und gebratenen Äpfel sind sowohl für die Kranken als auch für die Gesunden gut.«

Birne: Birnen sollen nach Hildegard überwiegend wegen ihrer Fähigkeit, den Magen zu reinigen, gegessen werden.
»... jedoch bewirken sie ... eine gute Verdauung, weil sie die Fäulnis mit sich abführen.«

Brombeere: Die Brombeere empfiehlt Hildegard vorbehaltlos.

Dattel: Diese kräftigenden Früchte, von denen Hildegard meint, sie können so viel Kraft spenden wie das Brot.

Hagebutte: Kranke sollten Hagebutten meiden. Wer jedoch nur Magenprobleme hat, dem hilft sie gekocht.

Haselnuss:
»Die Früchte aber, nämlich die Nüsse, schaden einem Gesunden nicht sehr... aber dem Kranken schaden sie, weil sie ihn in der Brust dämpfig machen.«
Lungenkranke und Asthmatiker sollten auf den Verzehr der Haselnuss verzichten.

Kastanie (Esskastanie): Hildegard empfiehlt die Kastanie vor allem bei Leber-, Magen- und Milzleiden.
»Der Kastanienbaum ... hat aber doch große Kraft ... Und was in ihm ist und auch seine Frucht ist sehr nützlich gegen jede Schwäche, die im Menschen ist.«

Kirsche: Schwache und kranke Menschen sollten nicht zu viele Kirschen essen.

Mandel: Spricht Hildegard von Mandeln, dann meint sie die süßen Mandeln! Sie empfiehlt sie bei Kopfschmerzen und auch
»wer an der Lunge oder der Leber erkrankt ist, sollte von der süßen, nicht der Bittermandel essen, denn sie machen ihn stark.«

Die ländliche Bevölkerung kam zu Hildegards Zeiten kaum in den Genuss erlesener Früchte.

Hildegard
empfiehlt,
Obst stets
gekocht,
nicht roh zu
verzehren.

🌿 *Mispel:* Mispeln sind bei Hildegard nützlich und gut. Gesunde wie Kranke können sie essen.

🌿 *Quitte:* Die Quitte gehörte im Mittelalter zu den edlen Gaumengenüssen. Hildegard sieht sie als uneingeschränkt bekömmlich. Ihre Heilkräfte leiten die Rheumastoffe aus dem Körper aus.
»... aber gekocht oder gebraten ist sie dem Kranken und Gesunden sehr bekömmlich.«

🌿 *Schlehe:* Wer unter Magenbeschwerden leidet, dem empfiehlt Hildegard Schlehen. In Honig eingelegt helfen sie bei Rheuma. Die Kerne sollten Sie nicht mitessen.
»Aber wer im Magen schwach ist, der brate Schlehen in der Feuerflamme, das heißt, er bruzzle sie, oder er koche sie in Wasser und esse sie oft, und dies führt den Unrat und den Schleim vom Magen ab.«

🌿 *Walnuss:* Gesunde dürfen Walnüsse in kleinen Mengen essen, Kranke sollten darauf verzichten. Hildegard sagt, bei Menschen, die viele Nüsse essen, würde leicht Fieber entstehen.

🌿 *Bohne:*
Hier sind ausgereifte Bohnenkerne gemeint.
»Die Bohne ist warm, und für gesunde und starke Menschen ist sie gut zu essen.«

Vor allem gegen Schmerzen in den Eingeweiden ist gekochtes Bohnengemüse ein höchst effizientes Mittel.

🌿 *Brunnenkresse:* Hildegard bewertet die Brunnenkresse neutral. Wer Fieber hat, kann gedünstete Brunnenkresse essen.

🌿 *Erbse:* Erbsen wie Schalerbsen, Zuckererbsen und Markerbsen sind nichts für Kranke. Laut Hildegard hätte die Erbse keine Kräfte in sich, um die Krankheit auszutreiben.

🌿 *Gartensalat (Gartenlattich):* Salat schätzt Hildegard nicht sehr. Wer ihn auf eine zuträgliche Art essen will, muss ihn zuerst mit Dill oder mit Essig oder mit etwas anderem beizen. Dann erst kann er seine positiven Kräfte entfalten.
»Die Lattiche, die gegessen werden können, sind sehr kalt, und ohne Würze gegessen machen sie mit ihrem unnützen Saft das Gehirn des Menschen leer und füllen den Magen mit Krankheit.«

🌿 *Gurken:* Kranke und Gesunde sollten auf Gurken verzichten, denn sie würden die Bitterkeit der Säfte in Bewegung bringen.

🌿 *Kohl:* Hildegard vermutet, dass durch den Kohl Krankheiten im Verdauungstrakt ausbrechen könnten. Deshalb lehnt sie ihn für Kranke oder Dicke ab. Gesunde und magere Menschen dagegen könnten ihn bewältigen.

»... und ihr Saft ist eher unnütz, und in den Menschen werden Krankheiten von ihnen erzeugt, und schwache Eingeweide werden verletzt.«

🌱 *Kürbis:* Hildegard schätzt den Kürbis und meint:
»Die Kürbisse sind trocken und kalt und wachsen von der Luft. Und sie sind für Kranke und Gesunde gut zu essen.«

🌱 *Möhren:* Möhren bzw. Gelbe Rübe und Karotte sind ein praktisches Diätgemüse, zu dem Hildegard neutral steht:
»Die Mohrrübe ist eine Erquickung des Menschen und nützt ihm weder zur Gesundheit noch schadet sie ihm; aber gegessen füllt sie den Bauch.«

🌱 *Pilze:* Hildegard empfiehlt den Genuss von Pilzen nur eingeschränkt. Pilze würden dem Menschen, wenn er sie isst, durch den »Schleim und Schaum, den sie in ihm verursachen«, etwas schaden.

🌱 *Rettich:* Hildegards Empfehlung folgend, dürfen kräftige und beleibte Menschen Rettich essen, wenn dieser nach der Ernte noch weitere drei Tage an einem feuchten Ort in die Erde eingegraben lagert.
»Denn wenn ein starker und fetter Mensch Rettich isst, heilt er ihn und reinigt ihn innerlich. Den Kranken aber und den am Körper Mageren schädigt er.«

🌱 *Rote Bete (Randen):* Um ihre positive Wirkung auf den Organismus, etwa bei allen Hautleiden zu entfalten, sollen Randen, so Hildegard, gekocht und dann geschält werden.

🌱 *Sellerie:* Wer ihn gekocht genießt, dem vermehrt er die guten Säfte.

🌱 *Zwiebel:* Hildegard empfiehlt den Verzehr gegarter Zwiebeln besonders bei Fieber und Schüttelfrost, aber auch bei Gicht. Wer allerdings einen empfindlichen bzw. kranken Magen hat, sollte Zwiebeln meiden.

Fleisch & Geflügel

Generell soll Fleisch, meint Hildegard, von jungen Tieren wie Kalb, Spanferkel, Zicklein oder Lamm stammen. Man sollte stets darauf achten, dass das Fleisch gut ausgeblutet ist.
Für den Verzehr geeignete Tiere sind für sie diejenigen, die sich nicht von unreinen Kräutern oder anderen Tieren ernähren, sowie diejenigen, die wenig Junge werfen. Außerdem warnt Hildegard grundsätzlich vor dem allzu häufigen Fleischgenuss und davor, fettes Fleisch zu essen.

🌱 *Hirsch und Reh:*
»Das Reh ist gemäßigt und sanft und hat eine reine Natur ... und sein Fleisch ist für gesunde und kranke Menschen gut zu essen.«

Feldsalat wird von Hildegard als Heilmittel gegen Gicht und Brustfellentzündungen genannt.

Beides Wild wird von Hildegard als bekömmlich für Gesunde und Kranke gelobt. Sie empfiehlt es als universelles Diätfleisch, speziell bei Magen- und Darmleiden.

Die bäuerlichen Familien zu Hildegards Zeiten konnten sich Fleisch nur zu besonderen Anlässen leisten.

≈ Rind bzw. Kalb: Rind- und Kalbfleisch sind eingeschränkt zu empfehlen. Gesunde mit guter Durchblutung können es essen. Kranke, die frösteln und schlecht durchblutet sind, sollten es meiden.
»Aber sein Fleisch taugt wegen der Kälte, die es in sich hat, für den kalten Menschen nicht zum Essen. Für den warmen aber, ... ist es wegen der Kälte, die im Fleisch ist, gut zu essen.«

≈ Schaf:
»... sein Fleisch ist für gesunde und kranke Menschen gut zu essen.«
...und zwar nur in den Sommermonaten. Gemäß Hildegards Empfehlung kann Lammfleisch vor allem bei Therapien gegen Venenleiden begleitend eingesetzt werden

≈ Ziege: Ziegenfleisch kann im Rahmen einer Therapie vor allem zur Stärkung schwachen Bindegewebes beitragen. Sein häufiger Genuss, meint Hildegard, heile die Eingeweide und kräftige den Magen. Allerdings sollte man das Fleisch nur bis August verzehren.

≈ Ente: Die Hausente hat bei Hildegard keine besondere Bedeutung. Kranke sollten sie nicht essen, Gesunde nur dann, wenn sie mit Kräutern wie Salbei zubereitet wurde.

≈ Gans: Gänsefleisch ist nur etwas für Gesunde.
»Die Gans ist warm ... und sie ernährt sich von reiner und unreiner Nahrung. Und wegen dieser doppelten Natur taugt ihr Fleisch für Kranke nicht zum Essen ... Aber Menschen, die gesund sind, können das gegessene Fleisch irgendwie verkraften.«

≈ Hahn und Huhn: Mager und bekömmlich, ist Hühnerfleisch das ideale Diätfleisch. Hildegard empfiehlt, das Hühnerfleisch nicht zu braten, weil es vor allem von Kranken dann kaum zu verdauen sei. Außerdem sei es sinnvoll, Hühnerfleisch zusammen mit anderen Fleischsorten zu kochen.

≈ Taube (Wildtaube):
»...und sie verleiht dem Menschen nicht viel Saft. Den Kranken ... schädigt sie.«
Ein Genuss also, auf den verzichtet werden kann.

Fisch

Fische wurden vorwiegend in der Fastenzeit verzehrt. Für ihre Qualitätsbeurteilung zieht Hildegard Aufenthaltsort, Gewohnheiten und Nahrung heran. Sie befürwortet meist tagaktive Fische, die sich speziell in mittleren Tiefen aufhalten.
Für Kranke und Gesunde empfiehlt sie Äsche, Barsch (Kretzer), Dorsch, Hecht, Hering, Kabeljau, Renke, Rotauge, Saibling, Wels und

Zander. Für Gesunde eignen sich laut Hildegard Bachforelle, Blaufelchen, Karpfen und Stör.

ᨏ *Bachforelle:*

»Die Bachforelle ... liebt die Nacht, und sie hält sich am Grund von ›bruchwas-zern‹ auf, jedoch ernährt sie sich nicht sehr unrein. Und für kranke Menschen taugt sie nicht viel zum Essen, die Gesunden aber schädigt sie nicht.«

ᨏ *Hecht:* Speziell die Innereien des Hechts haben nach Hildegard eine die Verdauung stimulierende Wirkung. Sowohl für den kranken als auch für den gesunden Menschen sei sein Fleisch gut zu essen.

ᨏ *Hering:*

»Und daher ist der Hering für Gesunde und Kranke, wenn er frisch ist, schäd-lich zu essen.«

Kranke sollten auf den Hering also in jeder Zubereitungsform verzichten. Wer gesund ist, kann ihn gebraten maßvoll verzehren.

Zutaten & Gewürze

ᨏ *Butter:* In Maßen gegessen ist Butter ein Heilmittel, besonders für alte und schwache, magere und lungenschwache Menschen. Margarine ist in der Hildegard-Küche nicht zu gebrauchen.

»Kuhbutter ist besser und heilsamer als Schaf- oder Ziegenbutter.«

ᨏ *Eier:* Eier dienten fast nur als Fastenspeise der höheren Stände. Die meisten Bauern des Mittelalters hielten auf ihren Höfen kein Geflügel, wodurch sie nur sehr selten in den Genuss von Eiern oder Geflügel kamen. Der war dem Adel vorbehalten. Bei Hildegard findet man nur verarbeitete, gekochte oder gebratene Eier. Rohe Eier rufen, laut Hildegard, »Fäulnis im Magen des Menschen« hervor.

»Einem Kranken taugen aber weder weiche noch harte Eier zum Essen.«

ᨏ *Honig:* Einer der wichtigsten Schätze, den die Natur bot, war Honig. Vor allem in der Medizin wurde er als Heilungsmittel eingesetzt. Hildegard rät davon ab, ihn anstelle von Zucker zum Backen zu verwenden.

ᨏ *Milch:* Hildegard rät vom übermäßigen Milchkonsum ab, selbst wenn sie ihr eine gewisse vitalisierende Wirkung zuschreibt.

»Die Milch der Kühe und der Ziegen und der Schafe und alle Milch ist im Winter heilsamer als im Sommer ... Denjenigen, die im Sommer Milch essen, schadet sie etwas, wenn sie gesund sind. Wenn sie aber krank und schwach sind, sollten sie etwas Milch essen.«

Zu viel Milch und Milchprodukte (ohne Butter) schädigen den Organismus nach Hildegards Meinung, weil sie seine Verschleimung fördern.

ᨏ *Essig:* Verwenden Sie zum Kochen und Beizen Essig, der aus Wein gewonnen wird,

Je klarer das Wasser ist, in dem der Fisch lebt, desto besser die Beschaffenheit seines Fleisches.

weniger Obstessig. Wenn Hildegard von Essig spricht, meint sie den reinen Weinessig. Alle anderen Essigsorten seien nicht so wertvoll.
»Der Essig kommt vom Wein und taugt zu allen Speisen.«

≈♣ *Öle:* Die Hildegard-Rezepte basieren fast nur auf Butter. Das Olivenöl schätzt Hildegard nicht besonders, weil die damit zubereiteten Speisen schwer verdaulich seien. Sie schreibt über den Olivenbaum:
»Das Öl aus der Frucht dieses Baumes taugt nicht viel zum Essen, weil es, wenn es gegessen wird, Übelkeit hervorruft und andere Speisen schlecht genießbar macht.«

≈♣ *Zucker:* Es sollte zum Süßen nach Möglichkeit nur Rohrzucker verwendet werden, entweder roh oder eingedickt. Weißer Rübenzucker ist zu vermeiden, eignet sich aber zum Backen und Kochen.
»Wenn ihn nachher jemand isst oder trinkt, belebt es ihn wieder. Und wer im Gehirn oder in der Brust Schmerzen hat ... und wenn er dann Zucker isst oder trinkt, reinigt er sein Gehirn, und seiner Brust bringt er die Lösung zur Reinigung.«

≈♣ *Gewürze und Küchenkräuter:* Erst Kräuter und Gewürze machen Speisen vollwertig und ausgewogen. Sie helfen durch ihre Inhaltsstoffe, die Verdauung zu verbessern, ihre Riech- und Geschmacksstoffe fördern die Durchblutung. Hier einige Würzmittel aus der Hildegard-Küche:
Nelke, Knoblauch, Muskat, Kümmel, Basilikum, Bertram, Dill, Petersilie, Quendel, Zitronenmelisse, Ysop

Getränke

Hildegard empfiehlt: Wein, Bier, Met, (Kräuter-)Tee und Wasser. Wein in Maßen getrunken ist wie ein Heilmittel, Bier ein Kräftigungstrunk für Kranke, Met ein Diätgetränk für Rheuma und Gicht. Empfehlenswerte Teesorten sind Fenchel-, Apfelschalen-, Brennnessel-, Hagebutten- und Melissentee. Die Getränkemenge richtet sich nach den Jahreszeiten.
Wein wird von Hildegard sehr oft empfohlen und ist für ihre Heilkunde die unverzichtbare konservierende Basis der meisten Rezepte.
Sie sagt vom Wein, der unter den Getränken des Mittelalters eine herausragende Stellung einnahm:
»Ein Wein von der Rebe, im Falle er rein ist, macht dem Menschen ein gutes und gesundes Blut ...«

Nahrungsgifte

Bestimmte Nahrungsmittel ordnete Hildegard als schädlich für die gesunde Ernährung ein – und zwar in jeder Zubereitungsform, ob gekocht, gebacken, gebraten, gedünstet, roh oder in Verbindung mit anderen Nahrungsmitteln. Sie war der Ansicht, diese Nahrungsmittel würden aufgrund ihrer »Schleime«, ihrer

Tendenz, verborgene Krankheitsanlagen zu wecken und der von ihnen erzeugten schlechten Säfte Krankheiten hervorrufen.

❧ *Aal:* Hildegard vergleicht das Fleisch des Aals mit dem ebenso schädlichen Schweinefleisch, das unrein sei und den kranken Menschen »im Geist bitter sowie übermäßig schlau und arglistig« mache.

❧ *Erdbeere:* Erdbeeren können zu Entzündungszuständen wie Allergien, Ekzemen, Blinddarm- und Mittelohrentzündungen führen.
»Die Erdbeeren verursachen gleichsam einen Schleim im Menschen, der sie isst und sie taugen weder dem gesunden noch dem kranken Menschen zum Essen, weil sie nahe an der Erde … und sie sogar in fauliger Luft wachsen.«

❧ *Heidelbeere:* Sowohl die wilden als auch die Kulturheidelbeeren können, so Hildegard, Gicht hervorrufen.

❧ *Lachs:*
»Der Lachs ist weich und schwach, und er ist für keinen Menschen gut zu essen, weil er alle üblen Säfte erregt, die im Menschen sind.«

❧ *Pfirsich:* Der Pfirsich »verursacht, dass … Schleim im Magen entsteht«. Er zerstört laut Hildegard auch »die guten Säfte«, löst Stoffwechselstörungen aus.

»Aber wer diese Frucht essen will, werfe die äußere Haut weg und auch den Kern, und was übrig bleibt, lege er in Wein, füge Salz und ein wenig Pfeffer hinzu, und die so zubereitete Frucht wird ihm nicht sehr schaden.«

❧ *Pflaume:* Hildegard schreibt, dass Pflaumen sowohl für den gesunden als auch für den kranken Menschen gefährlich zu essen seien. Sie würden die Melancholie fördern und die ungesunden Säuren im Körper vermehren. Dadurch soll es zu Stimmungsschwankungen, Depressionen und Rheuma kommen.

❧ *Porree (Lauch):* Lauch, vor allem in ungekochtem Zustand, zerstört nach Hildegards Meinung das Abwehrsystem des Menschen, weil er das Blut und alle Säfte in ihr Gegenteil verdreht:
»Und roh gegessen ist er so schlecht und verderblich für den Menschen wie ein giftiges, unnützes Kraut …«

❧ *Schwein:* Lediglich in bestimmten Ausnahmesituationen – etwa bei Auszehrung und Gewichtsverlust – rät Hildegard zum Verzehr von jungem Schweinefleisch, aber nur bis zur Genesung.
»Und es ist weder für gesunde noch für kranke Menschen gut zu essen … Wenn er wieder gesund geworden ist, soll er nicht länger davon essen, weil es von da ab die Krankheit vermehren würde.«

SUPPEN

*Das Geheimnis
der Hildegard-Suppen
besteht darin,
dass sie langsam garen,
bis die einfachen
Zutaten etwas köstlich
Neues bilden.*

KÜRBISSUPPE

1/2 Bund Suppengrün
100 g Muskat-Kürbis ohne Schale
1 kleine Zwiebel
1 EL Butter
1 EL Dinkelvollkornmehl
1/2 l Gemüsebrühe
2 Tomaten
Salz, schwarzer Pfeffer

**Kürbisse
sind für
Kranke und
Gesunde gut
zu essen!**

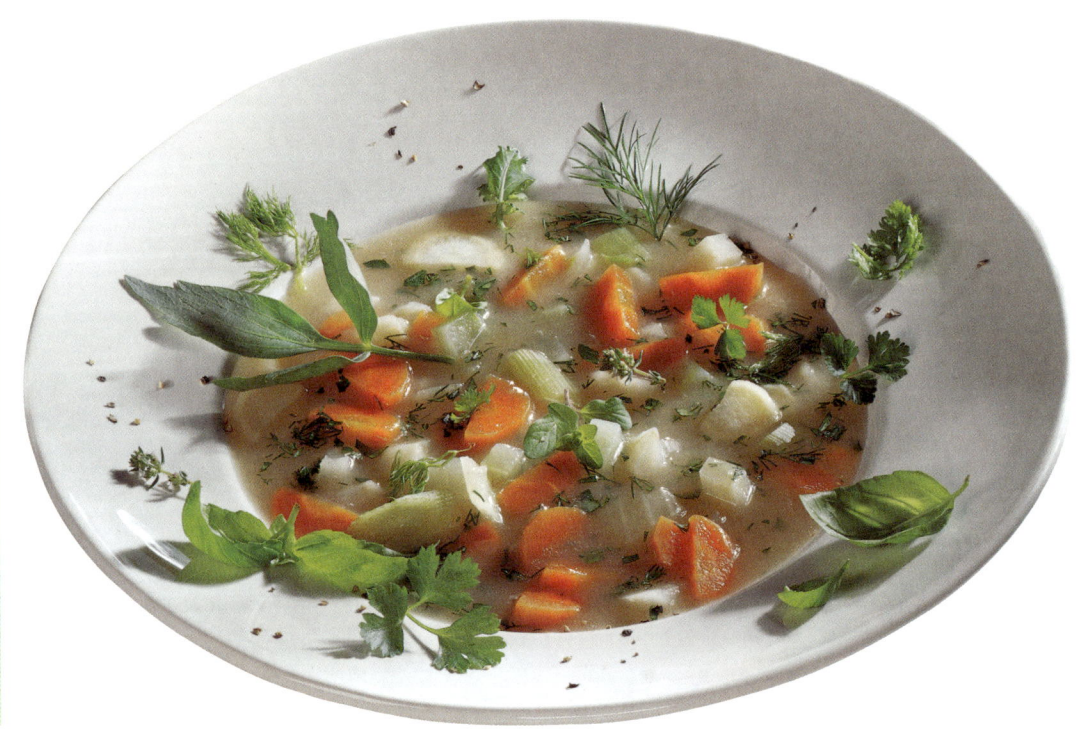

Suppengrün waschen und zusammen mit dem Kürbisfleisch klein schneiden. 🌿 Die Zwiebel abziehen und fein hacken. In der heißen Butter andünsten und mit Mehl überstäuben. 🌿 Mit der Gemüsebrühe auffüllen und einmal aufkochen lassen. 🌿 Tomaten überbrühen, häuten und die grünen Stielansätze entfernen. Tomatenfleisch, Suppengrün und Kürbis zugeben und 20 Minuten weich kochen. 🌿 Die Suppe pürieren und mit Salz und Pfeffer abschmecken.

Tipp!
Der Kürbis, den Hildegard sehr empfiehlt, bietet vielfältige Zubereitungsarten, von süß-sauer eingelegt bis deftig überbacken.

BASENSUPPE (GEMÜSEBRÜHE)

Gemüse der Saison (Möhren, Petersilienwurzel, Sellerie, Fenchelknolle, Kohlrabi, Menge nach Belieben)
1 Zwiebel
1 Knoblauchzehe
1 EL Butter
2 Hand voll Gartenkräuter (Petersilie, Liebstöckel, Basilikum etc.)

Gemüse waschen, putzen und klein schneiden. Zwiebel und Knoblauch abziehen und hacken. 🌿 Beides zusammen mit dem Gemüse in der heißen Butter andünsten. 🌿 Kräuter waschen und fein schneiden. Zum Gemüse geben und 1 1/2 Liter Wasser angießen. 🌿 Die Suppe bei geringer Hitze etwa 20 Minuten kochen lassen.

Tipp!
Grundsätzlich ist es für eine gute Verdauung sehr vorteilhaft, wenn vor dem Hauptgericht eine warme Suppe gegessen wird. Der Magen kann sich erwärmen und seine Verdauungssäfte besser bilden.

Gemüsesuppen sind besonders gut bei Stoffwechselstörungen, weil sie der Übersäuerung des Blutes entgegenwirken. Speziell für Gicht- und Rheumapatienten sind Basensuppen sehr sinnvoll.

LAMMFLEISCH-SUPPE MIT DINKELSCHROT

250 g mageres Lammfleisch
250 g Röhrenknochen vom Lamm
1 Bund Suppengrün
1 kleine Zwiebel
1–2 EL Butter
1/2 Tasse Dinkelschrot
Salz, schwarzer Pfeffer
etwas Petersilie

Lammfleisch mit Knochen in 1 Liter Wasser zusetzen. Suppengrün waschen und grob zerschneiden. Zum Fleisch geben, die Suppe aufkochen lassen und bei mittlerer Hitze 1 bis 1 1/2 Stunden kochen lassen. Die Brühe abseihen. Das Fleisch würfeln und beiseite stellen. Zwiebel abziehen, hacken und in einem zweiten Topf in der Butter andünsten. Dinkelschrot zugeben und leicht anrösten. Frische Fleischbrühe angießen, aufkochen und 10 Minuten leicht sieden lassen. Die Suppe mit Salz und Pfeffer abschmecken. Das Lammfleisch zugeben und die Petersilie darüber streuen.

Tipp!
Lammfleisch soll nur in den Sommermonaten verzehrt werden.

BRUNNEN-KRESSESUPPE MIT SAUERRAHM

1 EL Butter
1 Knoblauchzehe
1 TL Dinkelmehl
1/2 l Gemüsebrühe
2 Hand voll Brunnenkresse
1/8 l Weißwein
125 g saure Sahne
Salz, Pfeffer

Butter schmelzen. Knoblauchzehe abziehen und in die Butter pressen. Dinkelmehl einrühren, kurz andünsten und langsam mit Gemüsebrühe aufgießen. Dabei ständig weiterrühren. Die Suppe aufkochen lassen. Brunnenkresse von den Stielen zupfen, waschen und grob hacken. Etwas Kresse zum Garnieren beiseite legen. Die restliche Kresse zusammen mit dem Wein in die Suppe geben und erhitzen. Suppe vom Herd nehmen und Sahne unterrühren. Mit Salz und Pfeffer abschmecken. Mit der restlichen Kresse garnieren.

Die Brunnenkresse ist für Hildegard unterstützendes Heilmittel bei Gelbsucht, Fieber und Verdauungsbeschwerden.

BORSCHTSCH

Salz, Pfefferkörner

1 Knoblauchzehe

250 g mageres Rindfleisch

3 Kartoffeln

3 Rote Bete

1 Zwiebel

2 Möhren

1 Stück Weißkohl

2 EL Butter

schwarzer Pfeffer

1 Bund Petersilie

125 g saure Sahne

Knapp 1 Liter Wasser zum Kochen bringen. Salz, einige Pfefferkörner und die halbierte Knoblauchzehe zugeben. Rindfleisch in kleine Würfel schneiden, dazugeben und 30 Minuten kochen lassen. Kartoffeln und Rote Bete schälen (Handschuhe tragen!) und in Würfel schneiden. Zwiebel abziehen und hacken. Möhren schaben und in Scheiben schneiden. So viel Weißkohl hobeln, dass es etwa 1 Tasse voll ergibt. Das Gemüse in der Butter andünsten und in die Fleischbrühe geben. Bei mittlerer Hitze gar kochen. Die Suppe mit Salz und Pfeffer abschmecken. Petersilie waschen, trockentupfen und hacken. Über die Suppe streuen. Zum Servieren auf jeden Teller Borschtsch einen großen Klecks saure Sahne geben.

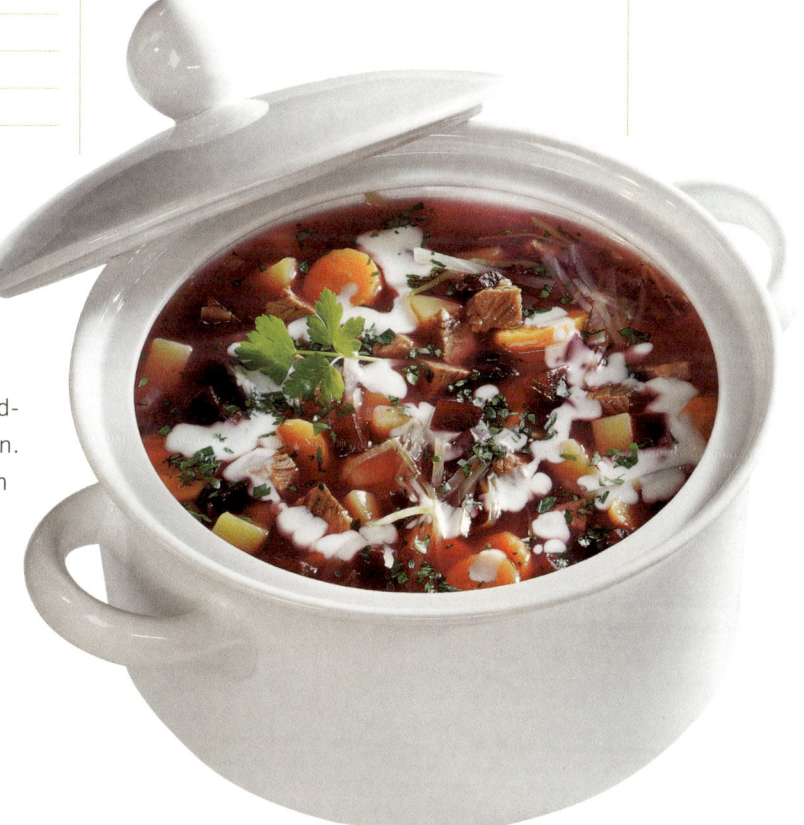

SALATE

*Ob als Vorspeise,
Beilage oder Hauptgericht –
Salate sind zu jeder
Jahreszeit eine
schmackhafte und
gesunde Sache!*

SOMMERSALAT

100 g frischer Spinat
1 säuerlicher Apfel
1 Bund Radieschen
1 Tomate
1 Hand voll Brunnenkresse
3 EL Öl
3 EL Weinessig
Salz
1 Knoblauchzehe
1 TL Honig

Spinat putzen, waschen und in Streifen
schneiden. Apfel waschen, nach Belieben
schälen, vom Kerngehäuse befreien und würfeln. Die Radieschen waschen und in feine
Streifen schneiden. Die Tomate waschen und
achteln, dabei den Stielansatz entfernen. Alle vorbereiteten Zutaten mit der gewasche-
nen Kresse vermischen. Aus Öl, Essig, Salz,
der abgezogenen und zerdrückten Knoblauchzehe und dem Honig eine Marinade rühren und zum Salat geben. Alles einmal
locker durchmischen.

GRÜNER SALAT MIT ROSENBLÄTTERN

2 Stück Kopfsalat
5–6 Rosenblütenblätter
1 Hand voll gemischte Kräuter (z. B.
Petersilie, Liebstöckel, Dill, Kerbel,
Schnittlauch, Zitronenmelisse)
5 EL Kräuteröl
3 EL Weinessig
1 TL scharfer Senf
Salz, Pfeffer
3 EL Zitronensaft
2 hart gekochte Eier

Salat putzen, waschen, trockenschleudern und in mundgerechte Stücke zupfen. ❧ Die Rosenblütenblätter kurz abbrausen und zum Trocknen auf Küchenkrepp legen. ❧ Die Kräuter waschen und klein hacken. Mit Öl, Weinessig, Senf, Salz, Pfeffer und Zitronensaft zu einer Marinade verrühren. Die Eier schälen und hacken. Ebenfalls unter die Marinade rühren. ❧ Zum Servieren die Salatblätter mit der Marinade vermischen und mit den Rosenblütenblättern garnieren.

Die Rose empfiehlt Hildegard wegen ihrer guten Kräfte zu allen Heilmitteln als Zugabe:
»... und sie sind umso besser, wenn ihnen etwas von der Rose beigefügt wird ...«

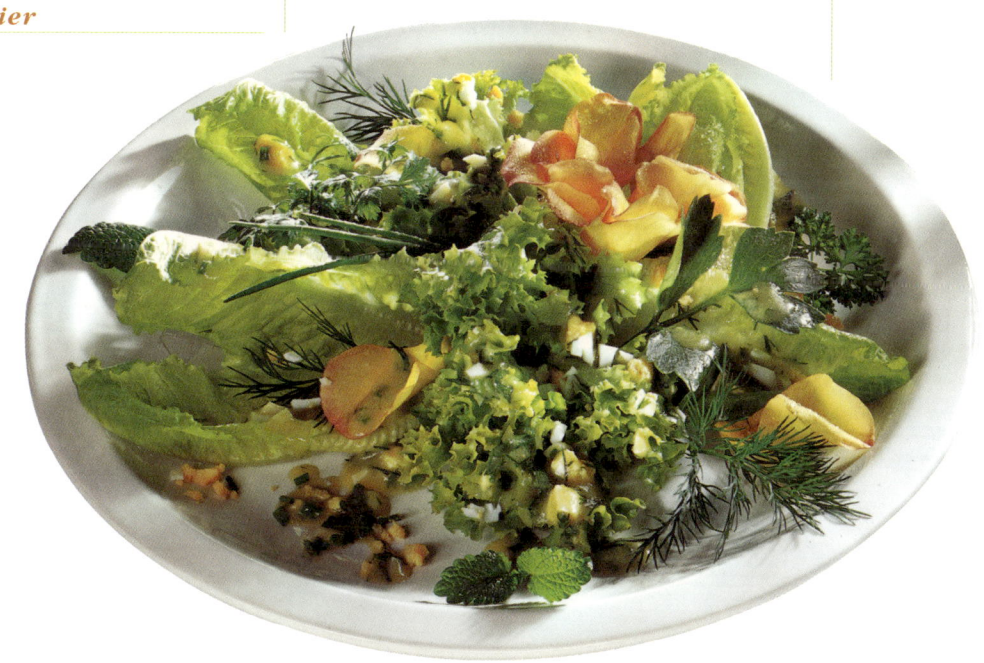

FENCHELSALAT MIT KRÄUTERN

2 Fenchelknollen

Saft von 1/2 Zitrone

einige Stängel Petersilie, Dill, Bertram, Quendel, Zitronenmelisse

1 EL Weinessig

1 EL Öl

Salz, Pfeffer

125 g Sahne

1 Prise Zucker

Fenchelknollen putzen und waschen. Das zarte Grün abschneiden und für die Dekoration beiseite legen. Fenchel grob in eine Schüssel raspeln und 10 Minuten in Zitronensaft ziehen lassen. Kräuter waschen und klein hacken. Mit Essig, Öl, Salz, Pfeffer und Sahne zu einer Marinade verarbeiten. Mit Zucker abschmecken, Fenchel zugeben und kräftig durchmischen. Kurz ziehen lassen und vor dem Servieren mit dem klein gehackten Fenchelgrün garnieren.

Tipp!

Traurige oder depressive Menschen sollten den Dill in diesem Rezept weglassen, um ihre dunkle Stimmung nicht zu verstärken.

Fenchel, Edelkastanie und Dinkel sind die drei Nahrungsmittel, die Hildegard ohne Einschränkungen Kranken und Gesunden empfiehlt.

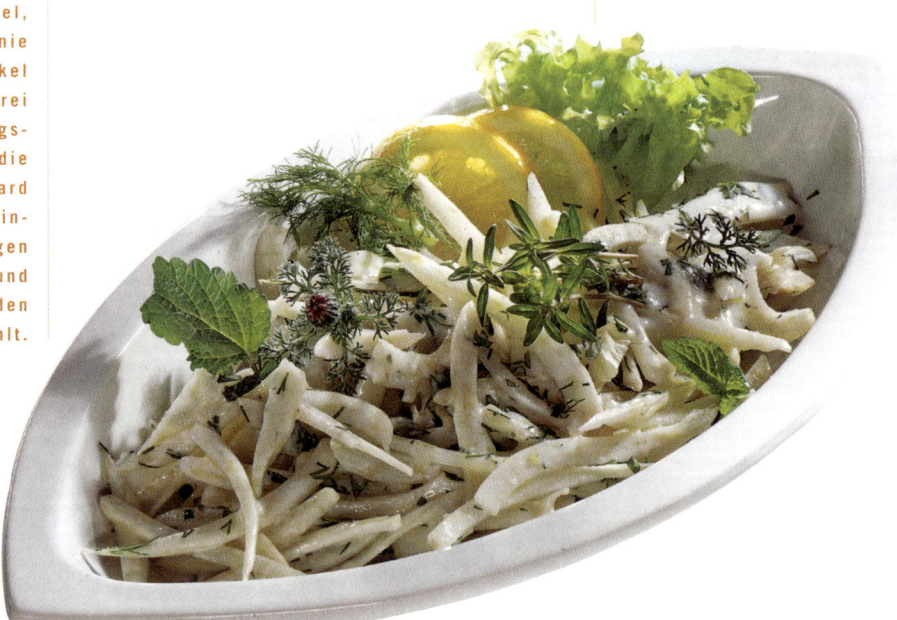

SELLERIE-APFEL-SALAT

2 kleine Sellerieknollen
Saft von 1/2 Zitrone
1 Apfel
einige Stängel Petersilie, Quendel, Bertram, Schnittlauch
1/2 Tasse Buttermilch
1 EL Öl
1 EL Weinessig
Salz, Pfeffer

Sellerieknollen putzen, schälen und in dünne Scheibchen schneiden. Einen großen Topf mit Wasser zum Kochen bringen, Zitronensaft zufügen und den Sellerie darin in etwa 20 bis 30 Minuten bissfest kochen. Herausnehmen, abtropfen lassen und kalt stellen. Apfel schälen, vom Kerngehäuse befreien und in dünne Scheiben hobeln. Kräuter waschen, trockentupfen und hacken. Aus Buttermilch, Kräutern, Öl, Essig, Salz und Pfeffer eine Marinade rühren. Sellerie- und Apfelscheiben dazugeben, durchmischen und den Salat im Kühlschrank durchziehen lassen. Etwa 30 Minuten vor dem Servieren herausnehmen, damit der Salat zum Verzehr Zimmertemperatur annimmt.

SPARGELSALAT MIT BRUNNENKRESSE

500 g frischer Spargel
Salz, 1 Prise Zucker
1 TL Butter
1 Hand voll Brunnenkresse
2 EL Zitronensaft
2 EL Kräuteröl

Den Spargel waschen und schälen. In Salzwasser mit Zucker und Butter in etwa 25 Minuten bissfest kochen. Auf einem Sieb abtropfen und abkühlen lassen, dabei etwas Spargelsud für die Marinade auffangen. Die Brunnenkresse kurz kalt abbrausen und grob zerschneiden. Aus Zitronensaft, Kräuteröl und etwas Spargelsud eine Marinade rühren. Den abgekühlten Spargel in kleine Stücke schneiden und mit der Marinade mischen. Vor dem Servieren den Salat etwa 30 Minuten gut durchziehen lassen. Brunnenkresse unterrühren. Dazu schmeckt Dinkelvollkornbrot.

Je nach Witterung beginnt die Spargelsaison Ende April und dauert traditionell bis Johanni am 24. Juni.

. Tipp!
Spargel wirkt auf den ganzen Organismus entschlackend: Die enthaltene Asparaginsäure und Kalium regen die Nierentätigkeit an und wirken entwässernd. Wer zu Nierensteinen neigt, sollte jedoch auf den Verzehr von Spargel verzichten.

DINKEL

Dieses Urgetreide stärkt die Gesundheit. Es hat ein feines nussartiges Aroma und zählt zu den verträglichsten Nahrungsmitteln überhaupt. In der Hildegard-Küche spielt der Dinkel die zentrale Rolle: für die Behandlung von Magen-Darm-Erkrankungen, Stoffwechselleiden, Nierenerkrankungen, chronischen Erkältungen, Kreislaufschwäche, Durchblutungsstörungen und Erkrankungen des Nervensystems.

DINKELBROT

2 kg Dinkelvollkornmehl
3 EL Salz
eventuell 1/2 l Milch
2 Würfel Hefe (84 g)
Fett für die Formen
eventuell Milch zum Bestreichen

Das Dinkelmehl in einer ausreichend großen Schüssel mit dem Salz vermengen. Etwa 1 1/2 Liter lauwarmes Wasser oder Wasser und Milch gemischt bereit stellen. Davon einige Teelöffel abnehmen und die Hefe darin glatt rühren. Eine Mulde in das Mehl drücken und die aufgelöste Hefe hineingießen. Mit etwas Mehl bestäuben und 15 Minuten zugedeckt an einem warmen Ort gehen lassen. Restliche Flüssigkeit nach und nach zugeben und alles 10 Minuten lang zu einem glatten Teig verkneten. Den Teig zu einer Kugel formen und an einem warmen Ort etwa 1 1/2 Stunden gehen lassen, noch einmal durchkneten. Vier Kastenkuchenformen fetten. Den Teig auf die Kastenformen verteilen. Noch einmal zugedeckt etwa 45 Minuten gehen lassen. Backofen auf 200 °C Grad (Umluft 180 °C, Gas Stufe 3–4) vorheizen. Die Oberfläche der Brote einmal längs einschneiden und mit Milch oder Wasser bestreichen. Die Brote brauchen etwa 1 Stunde. Das Brot ist fertig, wenn es hohl klingt, sobald man auf die Unterseite klopft.

DINKELSCHROT-MÜSLI

100 g Dinkelschrot
1/2 l Milch
1 Orange
2 TL Honig
1 EL Rosinen

Dinkelschrot in 1 bis 2 Tassen Wasser kurz aufkochen und über Nacht quellen lassen. Morgens die Milch leicht erwärmen. Die Orange schälen und das Fruchtfleisch klein schneiden. Mit Honig, Rosinen und Milch unter den Schrot mischen und servieren.

Tipp!

Dinkel ist ein wichtiges und wohl-schmeckendes Mittel, um die Gesund-heit zu stärken. Zum Beispiel nach Schlaganfällen, Herzinfarkten oder bei einer Schwächung des Immun-systems.

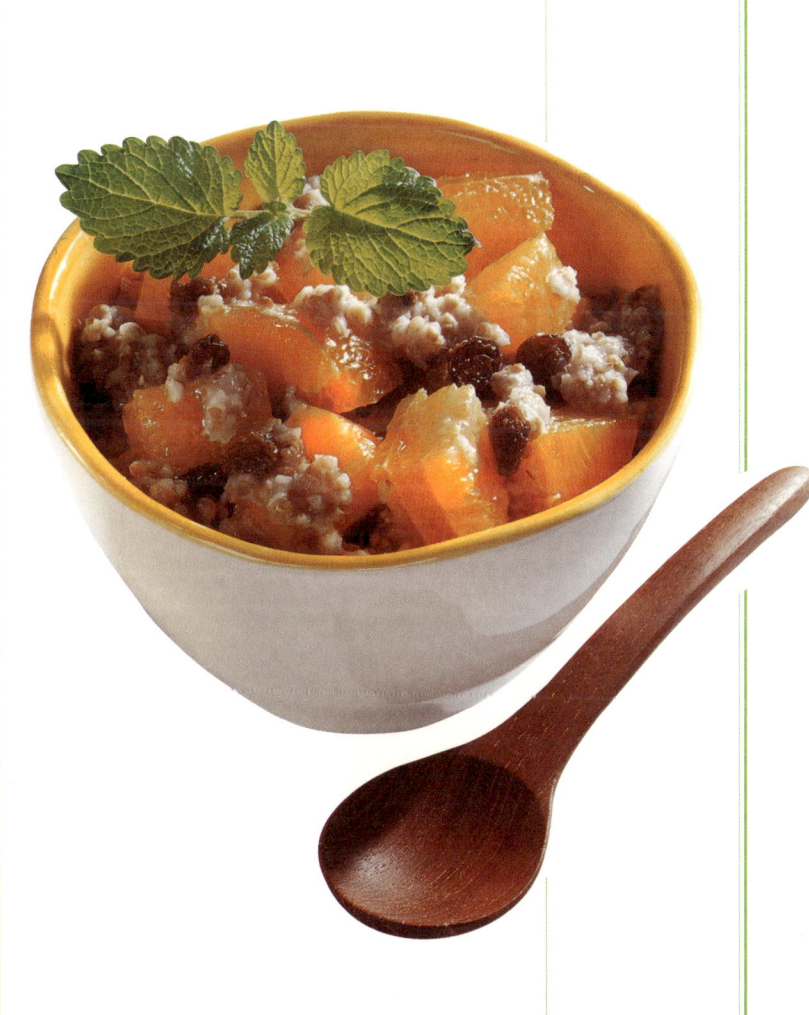

DINKEL-RATATOUILLE

100 g Dinkelkörner

200 g Auberginen

Salz

je 1 rote und grüne Paprikaschote

200 g Tomaten

2 Knoblauchzehen

1 Zwiebel

1 EL Butter

3 EL Rotwein

Gemüsebrühwürfel

Thymian, Bertram, Pfeffer

50 g Bergkäse

Dinkel in 3/8 Liter Wasser 2 Stunden einweichen, aufkochen und bei schwacher Hitze 30 Minuten weich kochen. Auberginen waschen, in Würfel schneiden und mit Salz bestreuen. Paprika waschen, vierteln und putzen. Das Fruchtfleisch in feine Streifen schneiden. Tomaten heiß überbrühen, häuten, würfeln und die Kerne entfernen. Knoblauch und Zwiebel abziehen und fein hacken. Mit Tomaten, Auberginen und Paprika in der heißen Butter andünsten, bis die Zwiebeln glasig sind. Dinkelkörner mit dem Wasser zugeben und unter ständigem Rühren schmoren. Den Rotwein zugeben und einmal aufkochen lassen. Mit Gemüsebrühwürfel, Thymian, Bertram und Pfeffer würzen, weitere 10 Minuten dünsten. Mit Salz abschmecken und mit dem geriebenen Bergkäse bestreuen.

Der Dinkel vereinigt in nahezu idealer Weise sämtliche Vorteile einer vollwertigen Ernährung!

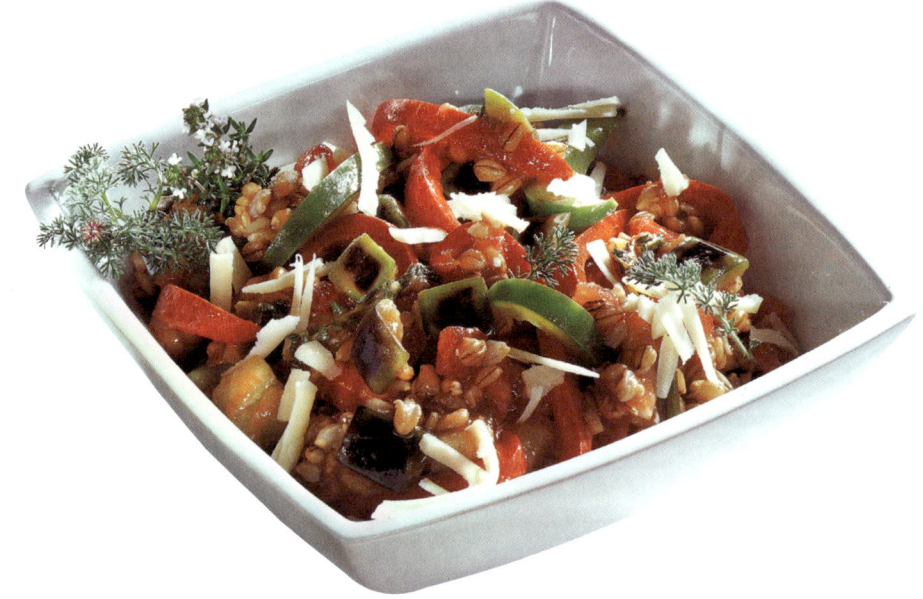

KRÄUTERPFANN-
KUCHEN MIT
DINKELMEHL

250 g Dinkelgrieß
3/4 l Milch
5 Eier
2 Hand voll Kräuter (z. B. Petersilie,
Basilikum, Liebstöckel)
250 g Dinkelmehl
1 Prise Salz
Butter oder Öl zum Backen

Den Dinkelgrieß in die Milch einrühren und 1/2 bis 1 Stunde quellen lassen. Eier trennen. Kräuter waschen und fein hacken. Eigelb, Kräuter, Mehl und Salz in die Milch rühren. Eiweiß steif schlagen und unterheben. Jeweils etwas Öl oder Butter in einer Pfanne erhitzen und aus dem Teig portionsweise goldbraune Pfannkuchen backen.

DINKELRISOTTO
MIT PETERSILIE

1 Schalotte
1 EL Butter
250 g Dinkelkörner
1 Bund Petersilie
Salz

Schalotte abziehen und hacken. In der Butter glasig dünsten. Dinkelkörner zugeben, unter häufigem Wenden kurz anrösten. 2 Tassen Wasser angießen und das Ganze etwa 20 Minuten kochen lassen, dabei ab und zu umrühren. Überschüssiges Wasser abgießen. Petersilie waschen und fein hacken. Unter den Risotto rühren und noch einige Minuten ziehen lassen. Mit Salz abschmecken.

Tipp!
Ohne Schalotte und Petersilie wird daraus Dinkelreis, den sie entweder pur bei den Aufbautagen (siehe Seite 35) oder als Beilage wie Reis reichen können.

Dinkelkost steigert das Allgemeinbefinden und die Leistungsfähigkeit.

PIKANTER DINKELAUFLAUF

100 g Dinkelkörner
1 l Fleischbrühe
250 g Dinkelschrot
Fleisch von 1/2 gekochten oder
gebratenen Huhn (ersatzweise
2 Hähnchenfilets)
150 g Schinken
1 Zwiebel
1 Bund Petersilie
Salz, Pfeffer
Butter für die Form

Dinkel besitzt Vitamine, Mineralien, Spurenelemente und Vitalstoffe in hoher Konzentration.

Dinkelkörner 8 Stunden in 1/2 Liter Wasser einweichen, aufkochen und 1 bis 1 1/2 Stunden ausquellen lassen. ᴥ Fleischbrühe zum Kochen bringen, den Dinkelschrot einrühren und unter Rühren kochen, bis ein zähflüssiger Teig entsteht. ᴥ Hühnerfleisch und Schinken klein schneiden (rohe Hähnchenfilets vorher in wenig Wasser 20 Minuten kochen). ᴥ Zwiebel abziehen, Petersilie waschen und beides fein hacken. Die Dinkelkörner unter den Teig mengen und diesen mit Salz und Pfeffer abschmecken. ᴥ Die vorbereiteten Zutaten in dieser Reihenfolge in eine gefettete Auflaufform schichten: Teig, Fleisch, Zwiebel und Petersilie, dann wieder Teig, Fleisch, Zwiebel und Petersilie. Den Abschluss bildet eine dünne Schicht Teig. ᴥ Im vorgeheizten Backofen bei 200 °C (Umluft 180 °C, Gas Stufe 3–4) etwa 35 Minuten backen.

Tipp!
Gekochte Dinkelkörner schmecken auch sehr gut, wenn man sie über Salat oder Gemüseauflauf streut.

DINKEL-GRIESSAUFLAUF MIT FRÜCHTEN

1/2 l Milch

Salz

125 g Dinkelgrieß

2 Eier

3 EL Butter

50 g Fruchtzucker

200 g Apfel- oder Birnenscheiben

Butter für die Form

Einen Edelstahlkochtopf mit Butter einfetten und die Milch darin zum Sieden bringen. Salz zugeben. Unter ständigem Rühren den Dinkelgrieß einrieseln lassen und bei schwacher Hitze eindicken lassen. Grieß erkalten lassen. ❧ Eier trennen. Butter, Eigelb und Fruchtzucker schaumig schlagen. Esslöffelweise den abgekühlten Grießbrei unterrühren. Eiweiß steif schlagen und unterziehen. ❧ Die Hälfte der Grießmasse in eine gefettete Auflaufform füllen, darüber die Apfel- oder Birnenscheiben schichten und mit der restlichen Grießmasse abschließen. Im vorgeheizten Backofen bei 220 °C (Umluft 200 °C, Gas Stufe 4–5) etwa 40 Minuten backen.

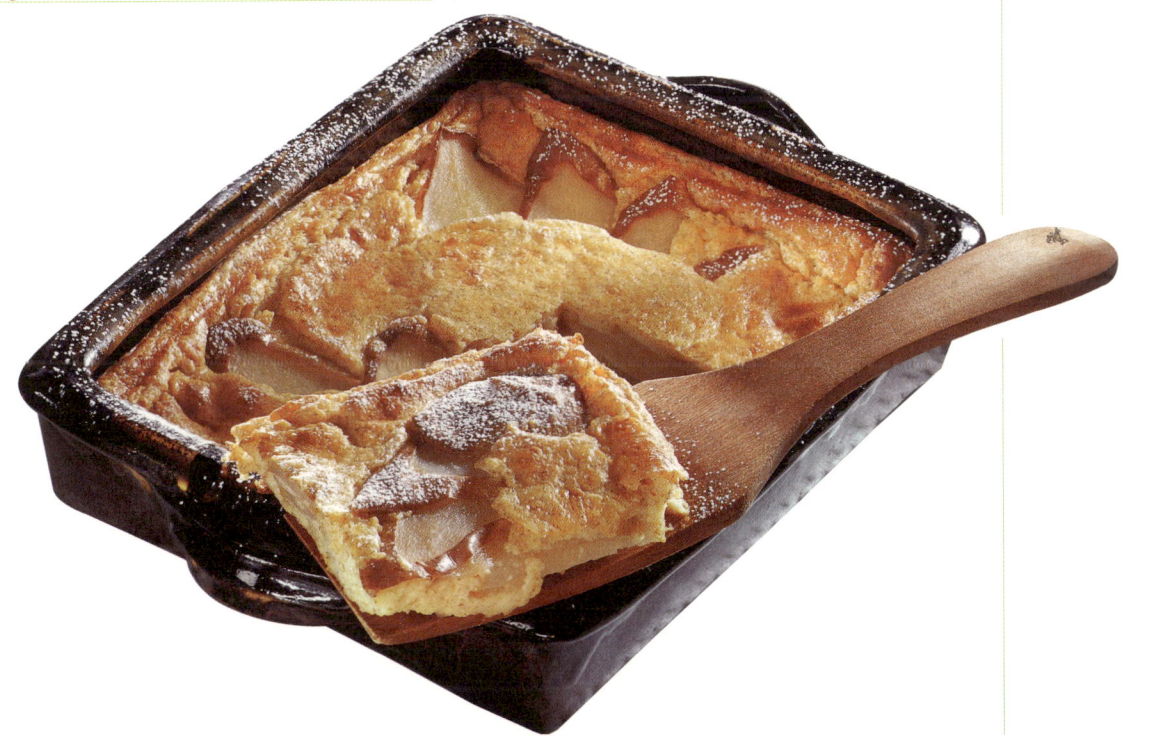

FRÜCHTE & GEMÜSE

Früchte und Gemüse stecken voller Farbe, Duft und Aroma, Vitamine, Mineral- und Ballaststoffe. Die heilige Hildegard wusste schon vor 900 Jahren, was für den Menschen bekömmlich ist. Kaufen Sie nur reife, frische Saisonware, die schnell verbraucht wird.

SCHLEHENGELEE

1 kg Schlehen
1 kg Gelierzucker
2 Vanilleschoten
abgeriebene Schale von 1 unbehandelten Zitrone

Schlehen waschen und entstielen. Mit 1/2 Liter Wasser in einen großen Topf geben und zum Kochen bringen. Bei mittlerer Hitze weich kochen. Fruchtmasse durch ein Sieb passieren. Mit Gelierzucker, dem ausgekratzten Mark der Vanilleschoten und der abgeriebenen Zitronenschale vermischt unter Rühren aufkochen. 5 Minuten unter ständigem Rühren durchkochen lassen. In sterilisierte Gläser füllen und mit Schraubdeckeln verschließen. Zum Abkühlen auf den Deckel stellen, damit sich ein Vakuum bildet. Das Gelee an einem kühlen, dunklen Ort aufbewahren.

Tipp!
Schlehen werden von Gesunden und Kranken gut vertragen. Man kann sie als Heilmittel bei Magen- und Rheumaerkrankungen einsetzen.

APFEL-BIRNEN-MARMELADE

500 g Äpfel

500 g Birnen

2 Vanilleschoten

750 g Gelierzucker

eventuell 4 cl Calvados

Äpfel und Birnen schälen, vom Kerngehäuse befreien und in kleine Scheiben schneiden. Die Vanilleschoten der Länge nach aufschlitzen, das Mark auskratzen. Früchte, Vanilleschoten und -mark zusammen mit dem Gelierzucker in einen Topf geben und unter ständigem Rühren zum Kochen bringen. 5 Minuten kochen lassen (dabei weiterrühren!). Vom Herd ziehen und die Vanilleschoten entfernen. Eventuell den Calvados zugeben (wenn Kinder mitessen, Alkohol weglassen). Die Marmelade in sterilisierte Gläser füllen, mit Schraubdeckel verschließen und für 10 Minuten auf den Deckel stellen, damit sich ein Vakuum bildet. Kühl und dunkel aufbewahren.

Tipp!
Auf gebuttertem Dinkeltoast ein leckerer Frühstücksaufstrich!

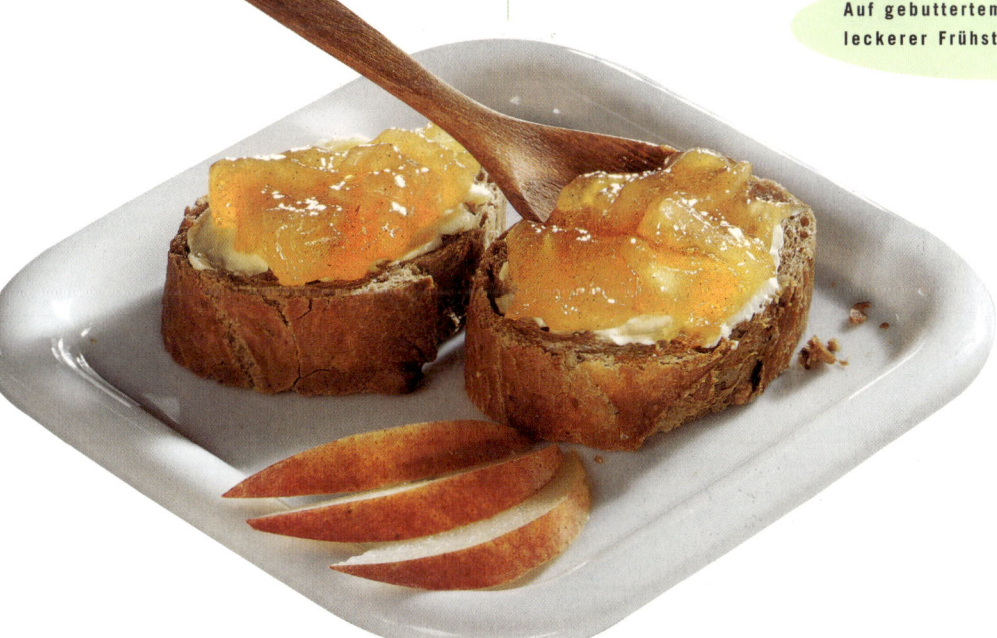

GEFÜLLTE MELONE

1 kleine Wassermelone

1 kleiner Apfel

1 kleine Birne

1 Orange

1 Hand voll Weintrauben

1/8 l Apfelsaft

1 EL Honig

Melone halbieren und aushöhlen, das Fruchtfleisch in Würfel schneiden. Apfel und Birne
waschen und nach Belieben schälen. Vom
Kerngehäuse befreien und klein schneiden. Die
Orange schälen und klein schneiden. Die Weintrauben waschen und je nach Größe ganz lassen
oder halbieren. Früchte mit Apfelsaft und
Honig vermischen. Zum Servieren den Frucht-
salat wieder in die Melonenhälften füllen.

Tipp!

**Dieses Rezept schmeckt auch
vorzüglich mit anderen Melo-
nensorten wie Netz-, Honig-
oder Cantaloupe-Melone.**

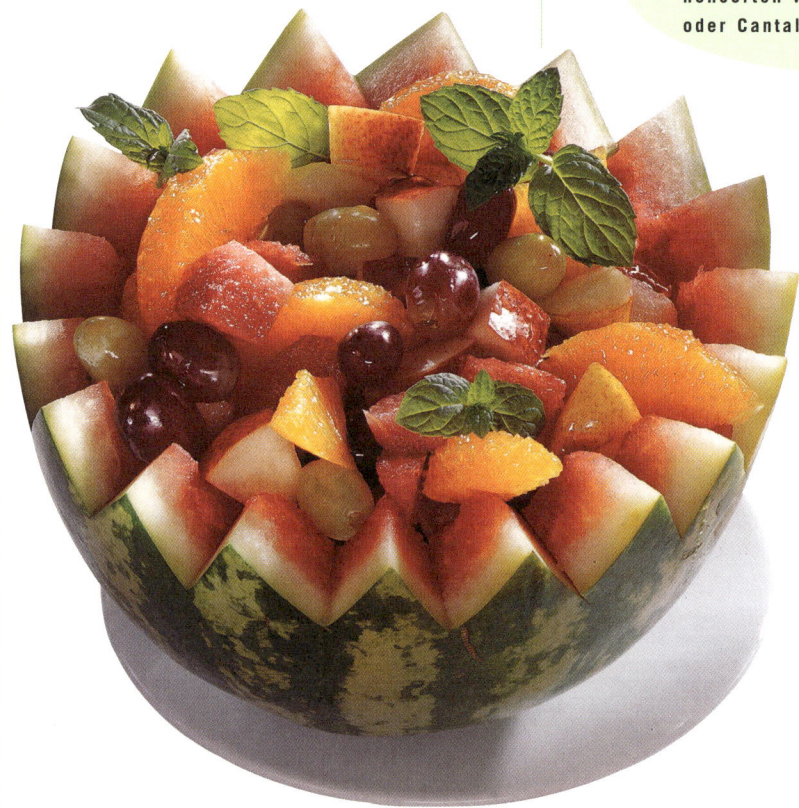

BEEREN-KALTSCHALE

jeweils 250 g:
Brombeeren
Johannisbeeren
Himbeeren
200 g Zucker
1/2 Päckchen Vanillezucker
1/8 l Weißwein
Saft von 1 Zitrone
4 cl süßer Fruchtlikör
1 l Buttermilch

Die Beeren sorgfältig unter kaltem Wasser waschen und in einem Sieb abtropfen lassen. Zucker und Vanillezucker im Weißwein aufkochen, bis sich der Zucker aufgelöst hat. Sirup erkalten lassen, dann mit dem Zitronensaft und dem Likör verrühren und etwa 30 Minuten ziehen lassen. Erst vor dem Servieren die Beeren unterheben und die Buttermilch dazurühren. Als Beilage sind Dinkelgrießschnitten köstlich.

QUITTENWÜRFEL

200 g Zucker
500 g dickes Quittenmus
50 g Hagebuttenmark
15 g Galgantpulver (Apotheke)
10 g Bertram (Apotheke)
1 g Kardamom

Die Zutaten gut miteinander verrühren und kurz aufkochen lassen. Das Mus etwa 1 Zentimeter dick auf ein mit Backpapier ausgelegtes Backblech streichen und einige Tage an einem warmen Ort trocknen lassen. Ist die Unterseite noch feucht, die gesamte Platte auf ein neues Stück Backpapier stürzen, das erste Backpapier abziehen und das Mus noch etwas trocknen lassen. Sobald alles durchgetrocknet ist, aus dem Quittenmus kleine Würfel oder Rauten schneiden. Diese eventuell noch einige Tage offen nachtrocknen lassen. Die Quittenwürfel in einer gut schließenden Keksdose mit Pergamentpapier dazwischen aufbewahren.

Tipp!
Hildegard empfiehlt die Quitte mäßig gezuckert als Mus oder gekocht vor allem bei Rheuma.

Die Quittenfrüchte sind roh nicht essbar, ergeben jedoch gekocht ein sehr gutes Gelee und können zu Saft und Kompott verarbeitet werden.

GEBACKENER KOHLRABI

500 g Kohlrabi
1 EL Sonnenblumenöl
1 Bund Petersilie
je 1 Stängel Majoran und Thymian
3 EL Milch
3 Eier
Salz, Pfeffer
Fett für die Form

Hildegard rät Kranken von allen Kohlarten ab. Gesunde Menschen können ihn ab und zu essen.

Kohlrabi waschen. Die Blätter abschneiden, dabei die zarten Blättchen beiseite legen. Kohlrabi dünn schälen und in zentimeterdicke Scheiben schneiden. Öl in einer Pfanne erhitzen und die Scheiben darin von beiden Seiten goldbraun braten. Herausnehmen und in eine gefettete Auflaufform schichten. Die Kräuter waschen und zusammen mit den Kohlrabiblättchen sehr fein schneiden. Milch, Eier und Kräuter verquirlen und über die Kohlrabischeiben gießen. Mit Salz und Pfeffer würzen. Im vorgeheizten Backofen bei 200 °C (Umluft 180 °C, Gas Stufe 3–4) etwa 30 Minuten backen.

FRÜHLINGS-ROLLEN

1/2 Packung Reispapierblätter
für Frühlingsrollen (oder
1/2 Packung TK-Strudelteig)
2 Möhren
2 kleine Fenchelknollen
1 EL Butter
Salz
1 Eigelb (für den Strudelteig)
Fett für das Blech

Reispapierblätter nach Packungsanleitung befeuchten (Strudelteigblätter nach Anleitung auftauen und in 13 x 13 Zentimeter große Rechtecke schneiden). Möhren und Fenchel waschen, putzen und in kleine Würfel oder Streifen schneiden. Das Gemüse kurz in der heißen Butter andünsten und salzen. Jeweils etwas Gemüse in die Mitte der Teigplatten geben. Die Teigränder mit verquirltem Eigelb bestreichen. Die Reispapierblätter an den Seiten einschlagen und aufrollen, die Strudelteigquadrate so zusammenklappen, dass Rechtecke entstehen. Die Strudelrollen mit verquirltem Eigelb bestreichen. Den Backofen auf 250 °C (Umluft 230 °C, Gas Stufe 6) vorheizen. Die Frühlingsrollen auf ein gefettetes Backblech legen und im heißen Backofen etwa 15 Minuten auf der mittleren Schiene backen.

SELLERIEGEMÜSE MIT MUSKAT

2 große Sellerieknollen
1 Zwiebel
1 EL Butter
2 Msp. geriebene Muskatnuss
1 TL Dinkelmehl
1/8 l Fleischbrühe oder Wasser
Salz, Pfeffer

Die Sellerieknollen dünn schälen und in kleine Scheibchen schneiden. ❧ Die Zwiebel abziehen und hacken. Butter erhitzen und die Zwiebel darin glasig dünsten. Muskat und Dinkelmehl darüber streuen, kurz mitdünsten und mit Fleischbrühe oder Wasser ablöschen. ❧ Die Selleriescheiben dazugeben, salzen, pfeffern und zugedeckt etwa 30 Minuten gar dünsten. Eventuell noch etwas Wasser angießen.

Tipp!
Muskatnuss sollten Sie immer frisch auf einer kleinen Muskatreibe raspeln. Fertig gekauftes Muskatnusspulver verliert schnell an Aroma und Inhaltsstoffen.

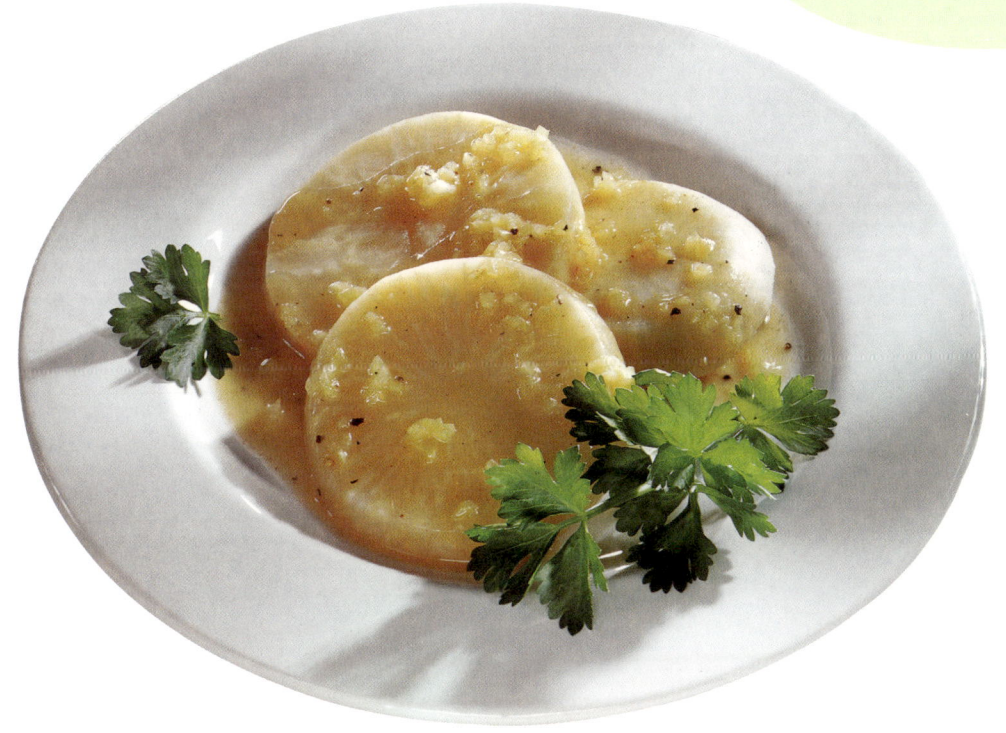

Hildegard erwähnt die Muskatnuss und ihr Pulver als Mittel gegen Depressionen.

KOHLRÜBEN
MIT WALNÜSSEN

400 g Kohlrüben

1 Zwiebel

1 EL Öl

Salz, weißer Pfeffer

Muskatnuss

2 TL gehackter Kerbel

125 g saure Sahne

2 EL gehackte Walnusskerne

Kohlrüben waschen und putzen, die zarten grünen Blätter beiseite legen. Das Rübenfleisch in 1 Zentimeter dicke Stifte schneiden. Zwiebel abziehen, fein hacken und im Öl glasig dünsten. Rüben dazugeben und unter Wenden mitbraten, bis sie vollständig vom Öl überzogen sind. Mit Salz, Pfeffer und Muskat würzen. Wenig Wasser zugießen und die Rüben zugedeckt in 5 bis 8 Minuten bissfest garen. Kohlrübenblätter fein schneiden und mit dem Kerbel unter das Gemüse mischen. Kurz mitdünsten. Saure Sahne einrühren und das Gemüse noch einmal erhitzen, aber nicht mehr kochen. Mit Walnüssen bestreuen und servieren. Dazu Naturreis oder Kartoffeln reichen.

Tipp!
Alle Kohlsorten sollen laut Hildegard nicht lange gekocht und auch nicht mit Fleisch zusammen gegart werden.

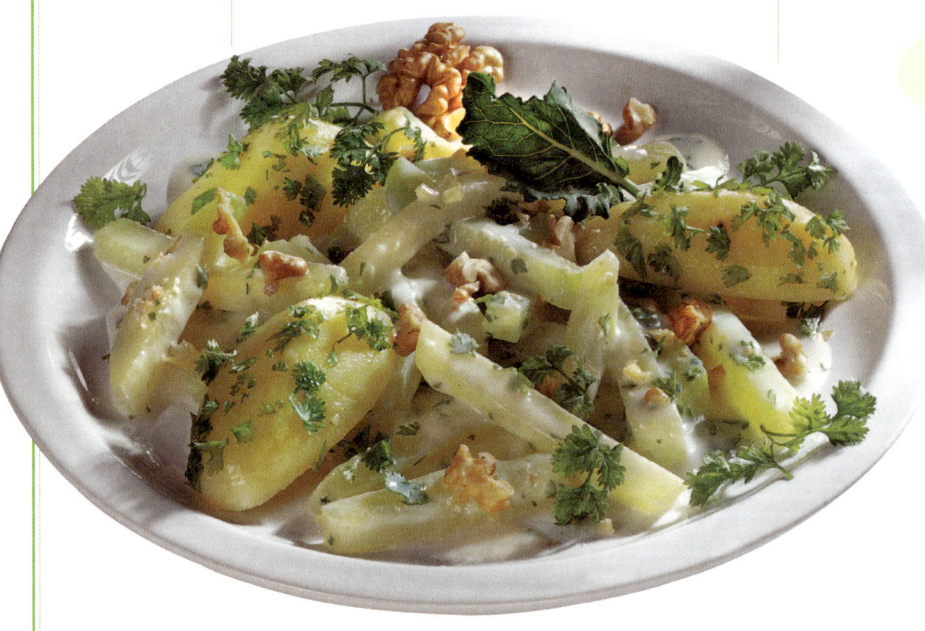

BOHNENGEMÜSE MIT KNOBLAUCH

500 g frische grüne Bohnen
3–4 Stängel Bohnenkraut
Salz
1 Zwiebel
1 Knoblauchzehe
1 EL Butter
1 Msp. geriebene Muskatnuss
Pfeffer

Bohnen waschen, putzen und in Stücke brechen. Zusammen mit dem Bohnenkraut in reichlich kochendes Salzwasser geben und in etwa 10 Minuten bissfest kochen. Abgießen und abtropfen lassen. ❧ Zwiebel und Knoblauch abziehen und hacken. In der heißen Butter glasig dünsten. ❧ Bohnen zugeben und mit Muskat, Salz und Pfeffer abschmecken. Einige Male in der Butter wenden und heiß servieren.

Tipp!

Bohnen passen sehr gut zu Lammgerichten und zu Rindfleisch. Mit Salzkartoffeln und einem Spiegelei wird ein schneller vegetarischer Imbiss daraus.

KÜRBIS SÜSS-SAUER

1 Kürbis (etwa 1 kg)
1/8 l Weißweinessig
400 g Zucker
1 Stange Zimt
3–4 Gewürznelken

Kürbis vierteln, schälen und mit einem Löffel die Kerne herauskratzen. Das Fruchtfleisch in kleine Würfel schneiden. ❧ Etwas Wasser und die Hälfte des Weinessigs in eine Steingutschüssel geben und die Kürbiswürfel über Nacht darin einlegen. ❧ Kürbisstückchen herausnehmen und abtropfen lassen. ❧ Restlichen Weinessig, Zucker, Zimt und Nelken zugeben und aufkochen lassen. Kürbis zugeben und in etwa 10 Minuten leicht glasig kochen. ❧ Kürbiswürfel in sterilisierte Gläser füllen und mit der Flüssigkeit auffüllen. Sofort mit einem Schraubdeckel verschließen. Zum Abkühlen auf den Deckel stellen, damit sich ein Vakuum bildet. ❧ Den Kürbis kühl und dunkel aufbewahren.

Kürbis wirkt entwässernd und ist sehr vielseitig zu verwenden. Er ist zudem sehr lagerfähig.

FLEISCH & GEFLÜGEL

Fleisch und Geflügel lassen sich auf viele Arten zubereiten und sind – in Maßen verzehrt – jedes Mal ein Genuss. Edles Wild ist seit Hildegards Zeiten kein Alltagsgericht, sondern ein Festessen. Achten Sie immer auf gute Fleischqualität!

GEBRATENE REHKEULE

800 g Rehkeule (beim Metzger mit Speck spicken lassen)
2 EL Öl
1 kleine Zwiebel
1/2 l Rotwein oder Brühe
je 1 TL gehackte Kräuter (Majoran, Petersilie, Basilikum, Quendel)
Salz, schwarzer Pfeffer
Für die Marinade:
1 Zwiebel
1 Bund Suppengemüse
je 1 Zweig Quendel und Petersilie
je 4 EL Weinessig und Öl
2 Lorbeerblätter
1/2 l Rotwein

Für die Marinade Zwiebel abziehen, Suppengemüse und Kräuter waschen und alles fein hacken. Mit Essig, Öl, Lorbeer und Rotwein verrühren. Rehkeule in einen großen Gefrierbeutel geben, mit der Marinade auffüllen und gut verschließen. Die Keule 12 Stunden ziehen lassen, dabei mehrmals wenden. Zum Braten das Fleisch abtupfen und in eine mit Öl ausgestrichene Bratreine geben. Die halbierte Zwiebel und den Rotwein dazugeben. Mit Salz und Pfeffer würzen. Im vorgeheizten Backofen bei 220 °C (Umluft 200 °C, Gas Stufe 4–5) etwa 30 Minuten garen.

REHRAGOUT MIT WACHOLDER UND DIPTAM

1 kg Rehragout
Salz, Pfeffer
2 EL Öl
2 Zwiebeln
1 Msp. gemahlene Nelken
4–6 Wacholderbeeren
2 Lorbeerblätter
je 2–3 Blättchen Diptam
und Bachbunge
1/2 l Rotwein
eventuell 100 g saure Sahne

Fleischstücke waschen, salzen, pfeffern und im heißen Öl von allen Seiten anbraten. Zwiebeln abziehen und grob hacken. Mit Gewürzen und klein geschnittenen Kräutern zum Fleisch geben. Mit Rotwein ablöschen und, je nach Fleischqualität, 1 bis 2 Stunden bei schwacher Hitze leise kochen lassen. Falls nötig, ab und zu etwas Wasser oder Fleischbrühe zugießen. Die Sauce sollte sämig und nicht zu dünnflüssig sein. Nach Belieben kurz vor dem Ende der Garzeit etwas saure Sahne unterrühren.

Tipp!
Köstliche Beilagen für dieses Festmahl sind Dinkelspätzle und Blaukraut.

»Der Diptam ist warm und trocken, und er hat die Kräfte des Feuers und ... des Steins in sich ...« Tatsächlich heißt der Diptam heute auch noch Brennender Busch, denn er enthält große Mengen an ätherischen Ölen, die sich bei sommerlicher Hitze entzünden können.

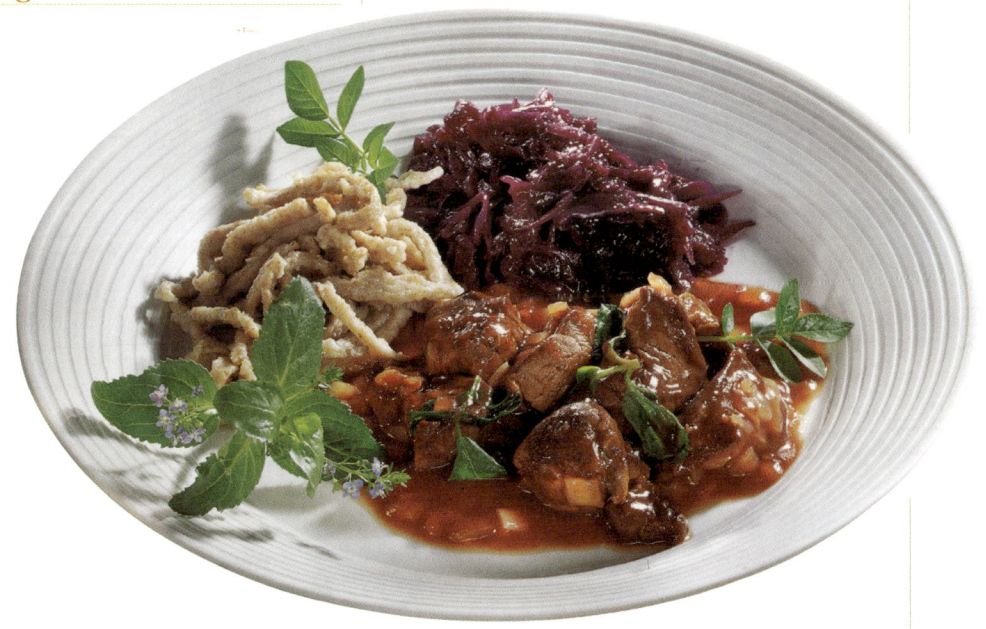

HIRSCHGULASCH MIT SELLERIE

400 g Hirschgulasch

1 EL Öl

Salz

1 Zwiebel

1/2 l Rotwein

1/2 kleine Sellerieknolle

je 1/2 TL Korianderkörner und

Kubebenpfeffer

3 Wacholderbeeren

125 g Sahne

Vom Hirsch-
fleisch sagt
Hildegard,
dass es warm
(nicht heiß!)
den Magen
reinige und
erleichtere.

Gulaschwürfel im heißen Öl rundherum kräftig anbraten und salzen. Zwiebel abziehen und hacken. Zum Gulasch geben, kurz mitrösten und mit der Hälfte des Weins und ein wenig Wasser ablöschen. Das Gulasch zugedeckt 35 Minuten kochen lassen. ❧ Sellerie putzen und klein schneiden. Koriander und Kubeben im Mörser zerstoßen und zusammen mit Wacholderbeeren und Sellerie zum Gulasch geben. 1 Stunde bei kleiner Hitze schmoren. Restlichen Rotwein und nach Bedarf etwa 1/2 Liter Wasser nach und nach zugeben. ❧ Wenn das Fleisch weich ist, die Sahne unterrühren und das Gulasch noch einmal mit Salz abschmecken.

Tipp!

Kubeben nennt man die Früchte eines echten Pfeffergewächses aus Indonesien. Kubeben waren im Mittelalter ein beliebter Ersatz für den unerschwinglich teuren schwarzen Pfeffer.

HÄHNCHEN
IN WEISSWEIN

1 frisches Hähnchen

Salz, Pfeffer

1/2 l Weißwein

2 EL trockener Sherry

3 EL Zitronensaft

2 Salbeiblättchen

2 Knoblauchzehen

eventuell 1 EL Dinkelmehl

Hähnchen unter fließendem kalten Wasser innen und außen gut abwaschen, trockentupfen und in sechs Stücke schneiden. Mit Salz und Pfeffer einreiben. Eine Marinade aus Weißwein, Sherry, Zitronensaft, fein geschnittenem Salbei und den zerdrückten Knoblauchzehen bereiten und in einen Gefrierbeutel füllen. Hähnchenteile zugeben und verschlossen über Nacht im Kühlschrank ziehen lassen. Am nächsten Tag das Fleisch samt Marinade in einen Bräter geben. Das Hähnchen im vorgeheizten Ofen bei 200 °C (Umluft 180 °C, Gas Stufe 3–4) 50 Minuten braten. Das Fleisch herausnehmen und auf einer vorgewärmten Platte anrichten. Die Sauce eventuell mit etwas Dinkelmehl binden. Dafür das Mehl mit etwas kaltem Wasser glatt rühren, in den Bratensaft einrühren und einmal aufkochen lassen. Über die Hähnchenstücke gießen und servieren.

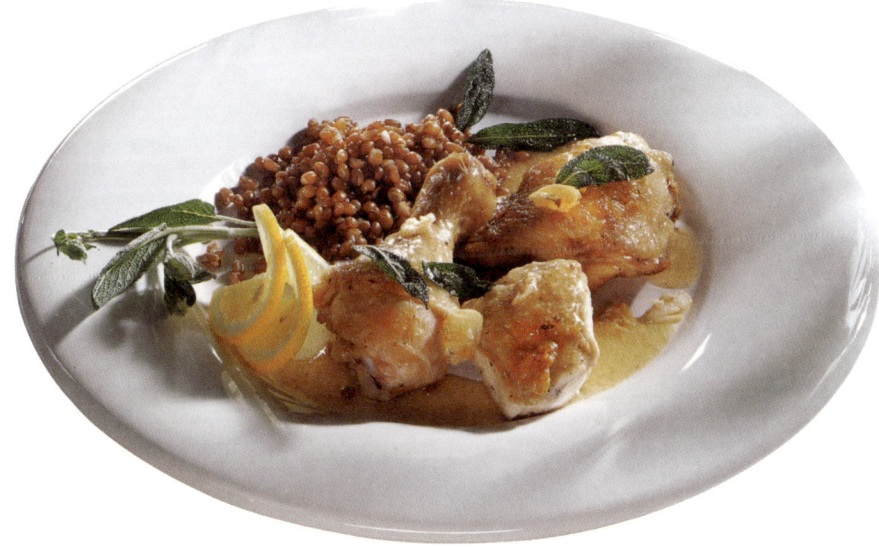

»Der Knoblauch hat die rechte Wärme, und er wächst aus der Stärke des Taues... er soll mäßig gegessen werden.«

PUTENBRUST AUF GEMÜSESALAT

500 g Putenbrust
Salz, Pfeffer
1 EL Butter
1/8 l Fleischbrühe
80 g Sellerie
80 g grüne Bohnen
2 EL Kräuteröl
200 g saure Sahne

Kräuter sind haltbarer und heilsamer, wenn sie 5 Tage vor Vollmond geerntet werden.

Putenbrust waschen und trockentupfen. Salzen, pfeffern und in der heißen Butter rundherum goldbraun anbraten. Mit Fleischbrühe ablöschen und 50 bis 60 Minuten im geschlossenen Topf garen. Sellerie waschen, schälen und raspeln. Bohnen waschen und klein schneiden. Beides kurz in kochendem Wasser blanchieren, abtropfen lassen und kalt stellen. Öl und saure Sahne verrühren, mit Salz und Pfeffer abschmecken und mit dem Gemüse vermischen. Die gegarte Putenbrust in Scheiben schneiden und warm oder kalt auf dem Gemüsesalat anrichten.

HÄHNCHENBRUST MIT BASILIKUM

2 Hähnchenfilets
4 EL Olivenöl
Salz, Pfeffer
1 Zwiebel
1/8 l Weißwein
125 g saure Sahne
1 Bund Basilikum

Hähnchenfilets abspülen, trockentupfen und im heißen Olivenöl rundherum goldbraun anbraten. Herausnehmen, salzen, pfeffern und warm stellen. Die Zwiebel abziehen und hacken. Im Bratöl glasig dünsten und mit Weißwein ablöschen. Fleisch wieder zugeben und zugedeckt 25 Minuten bei geringer Hitze schmoren. Kurz vor Ende der Garzeit saure Sahne unterrühren. Basilikum waschen und in Stücke zupfen. Zum Servieren über das Gericht streuen.

Tipp!
Basilikum sollte nie mitgekocht werden, dies zerstört sein wunderbar pfeffriges Aroma! Als Beilage zu diesem Geflügelgericht schmecken Dinkelnudeln, Dinkelrisotto oder einfach frisches Weißbrot.

LAMMKOTELETTS MIT THYMIAN UND MINZE

1 kg Lammkotelett (etwa 8 Stück)
2 Knoblauchzehen
1 Stängel frischer Thymian
(oder 1 EL getrockneter)
5–6 frische Minzeblätter
Salz, Pfeffer
1 EL Zitronensaft
3–4 EL Öl (oder 30 g Butter)

Koteletts unter kaltem Wasser gut abspülen und trockentupfen, den Fettrand einschneiden. Knoblauch abziehen und zerdrücken, Kräuter abspülen und fein schneiden. Das Fleisch mit Knoblauch und der Hälfte der Kräuter, Salz und Pfeffer einreiben und mit Zitronensaft beträufeln. Zugedeckt kurz ziehen lassen. Die Koteletts im heißen Fett etwa 10 bis 15 Minuten braten, so dass sie innen noch leicht rosa sind. Nach der Hälfte der Zeit die Koteletts wenden, mit den restlichen Kräutern bestreuen und diese den Rest der Garzeit mitbraten.

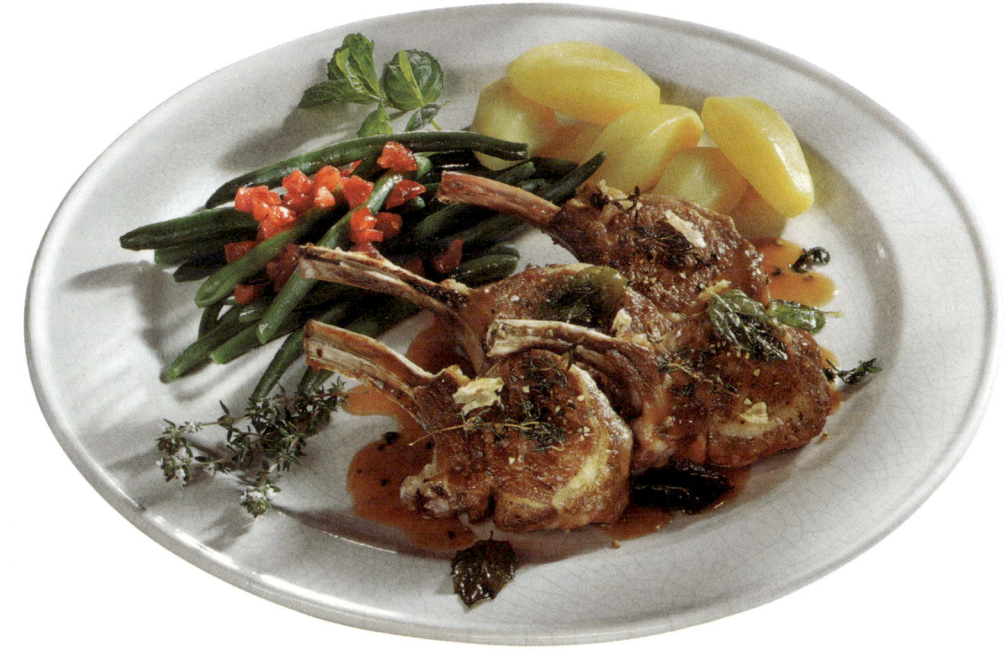

Nach Hildegard ist das zarte Lammfleisch jedermann zuträglich, da es weder Bitterkeit noch Schärfe habe.

SCHWEINE-MEDAILLONS MIT WEINBLÄTTERN

8 Schweinemedaillons
(etwa 2 pro Person)
Salz, schwarzer Pfeffer
8 Weinblätter
3–4 EL Öl
2 Schalotten
200 g Sahne oder Crème fraîche
1/8 l trockener Weißwein
1 Hand voll gemischte Kräuter
(Kerbel, Dill, Estragon)

Schweinemedaillons salzen und mit grob zerstoßenem Pfeffer einreiben. Zusammen mit den Weinblättern von jeder Seite kurz etwa 4 bis 5 Minuten im heißen Öl braten. Aus der Pfanne nehmen und warm stellen. Schalotten abziehen und hacken. Im Bratfett 2 bis 3 Minuten glasig schwitzen und mit Sahne (oder Creme fraîche) und Weißwein ablöschen. 1 Minute bei starker Hitze aufkochen und leicht eindicken. Kräuter waschen, fein hacken und in die Sauce rühren. Diese Sauce etwas ziehen lassen und mit Pfeffer aus der Mühle abschmecken. Zum Servieren die Medaillons mit der Kräutersauce überziehen. Dazu schmecken Dinkelspätzle und grüner Salat in Dill-Joghurt-Sauce.

Hildegard empfiehlt nur das Fleisch junger Schweine zum Verzehr. Kraftlose, geschwächte Menschen dürfen es in Maßen essen, bis sie sich besser fühlen.

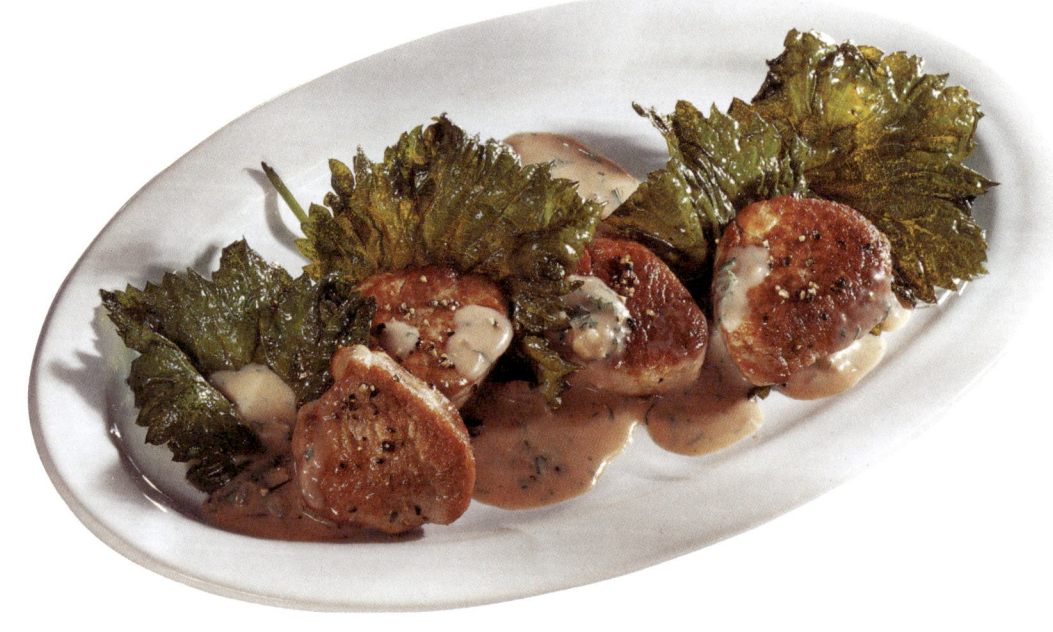

ROASTBEEF MIT KRÄUTERKRUSTE

1 kg gut abgehangenes Roastbeef
3–4 EL Olivenöl
Salz, schwarzer Pfeffer
Für die Kräuterkruste:
2 Knoblauchzehen
etwas Olivenöl
1 Hand voll gehackte Kräuter (Lieb-
stöckel, Petersilie, Melisse, Minze)
1 Stängel Thymian
2–3 Blättchen Majoran
2–3 Rosmarinnadeln

Das Roastbeef gut mit Olivenöl einreiben, mit Salz und grob zerstoßenem Pfeffer würzen und 2 Stunden ziehen lassen. ❧ Für die Kräuterkruste die Knoblauchzehen abziehen und hacken, mit allen Kräutern und einem Spritzer Öl mischen. ❧ Das Fleisch auf den Bratrost legen und mit der Kräutermischung bestreichen. Den Bratrost in den auf 250 °C (Umluft 230 °C, Gas Stufe 6) vorgeheizten Backofen schieben, eine Fettpfanne darunter stellen und das Fleisch in einer halben Stunde rosa braten. ❧ Herausnehmen und abgedeckt 15 Minuten ruhen lassen. Erst dann in Scheiben schneiden und servieren.

KALBSLEBER MIT BASILIKUM UND PETERSILIE

4 Scheiben Kalbsleber
Salz, Pfeffer
2 EL Dinkelmehl
60 g Butter (oder 3 EL Öl)
1 Schalotte
1/2 l trockener Weißwein
8 Basilikumblätter
1/2 Bund Petersilie
2 EL Sahne

Die Kalbsleberscheiben salzen, pfeffern und in Mehl wenden. Die Scheiben in 40 Gramm Butter von jeder Seite 2 bis 2 1/2 Minuten (rosa) braten und warm stellen. ❧ Für die Sauce die Schalotte abziehen und fein hacken. Im restlichen Fett glasig dünsten. Weißwein angießen und kurz aufkochen lassen. Damit den Bratfond aus der Pfanne lösen. ❧ Basilikum und Petersilie waschen und hacken. Zusammen mit der Sahne in die Sauce rühren. Kurz ziehen lassen und über die Leberscheiben geben.

Tipp!
Mit Dinkelrisotto und grünem Salat servieren.

FISCH

*Süßwasserfische sind
auch wegen ihres
leicht verdaulichen
Eiweißes sehr gesund.
Frischen Fisch erkennen
Sie an klaren Augen,
feuchten, roten Kiemen
und glänzender Haut.
Eine gute Alternative
ist Tiefkühlfisch.*

FORELLENFILET MIT KNOBLAUCH

1 EL Öl
2 Schalotten oder kleine Zwiebeln
1 TL gehackte Petersilie
2 Forellenfilets, ohne Haut
Salz, Pfeffer
1 Knoblauchzehe
1 mittelgroße Tomate
60 ml Weißwein
1 EL Dinkelsemmelbrösel

Backofen auf 180 °C (Umluft 160 °C, Gas Stufe 2–3) vorheizen. Eine feuerfeste Form anwärmen und mit 1 Teelöffel Öl einfetten. Schalotten abziehen und fein hacken. Die Hälfte davon zusammen mit der Petersilie auf den Boden der Form geben. Im Backofen 5 Minuten ziehen lassen. Fischfilets darauf legen, salzen und pfeffern. Den Knoblauch abziehen und zerdrücken und mit den restlichen Schalotten über den Fisch streuen. Tomate waschen und in Scheiben schneiden. Auf den Fischfilets verteilen. Den Weißwein darüber gießen, das restliche Öl darauf träufeln und die Semmelbrösel darüber streuen. Den Fisch im Backofen 20 Minuten garen. Mit gebutterten Salzkartoffeln servieren.

KRÄUTER-FORELLEN IN ALUFOLIE

2 frische Forellen, küchenfertig
Salz, schwarzer Pfeffer
100 g Frischkäse
1 EL Milch
4 EL gehackte Kräuter (Petersilie,
Zitronenmelisse, Bertram,
Quendel, Dill)
4 EL Öl
Saft von 1 Zitrone

Forellen waschen, trockentupfen und mit Salz und Pfeffer würzen. Frischkäse, Milch und 3 Esslöffel Kräuter vermischen und die Fische damit füllen. Den Backofen auf 200 °C (Umluft 180 °C, Gas Stufe 3–4) vorheizen. Jeden Fisch auf ein großes Stück gut eingeölte Alufolie legen und die restlichen Kräuter darüber streuen. Folie verschließen und die Fische auf den Rost im vorgeheizten Backofen legen. Die Folie nur locker um den Fisch schlagen und verschließen, damit sich ausreichend Dampf entwickeln kann. Je nach Größe der Fische beträgt die Garzeit 20 bis 40 Minuten. Die Folien etwas öffnen, die Fische mit Zitronensaft beträufeln und in der Folie mit Dillkartoffeln servieren.

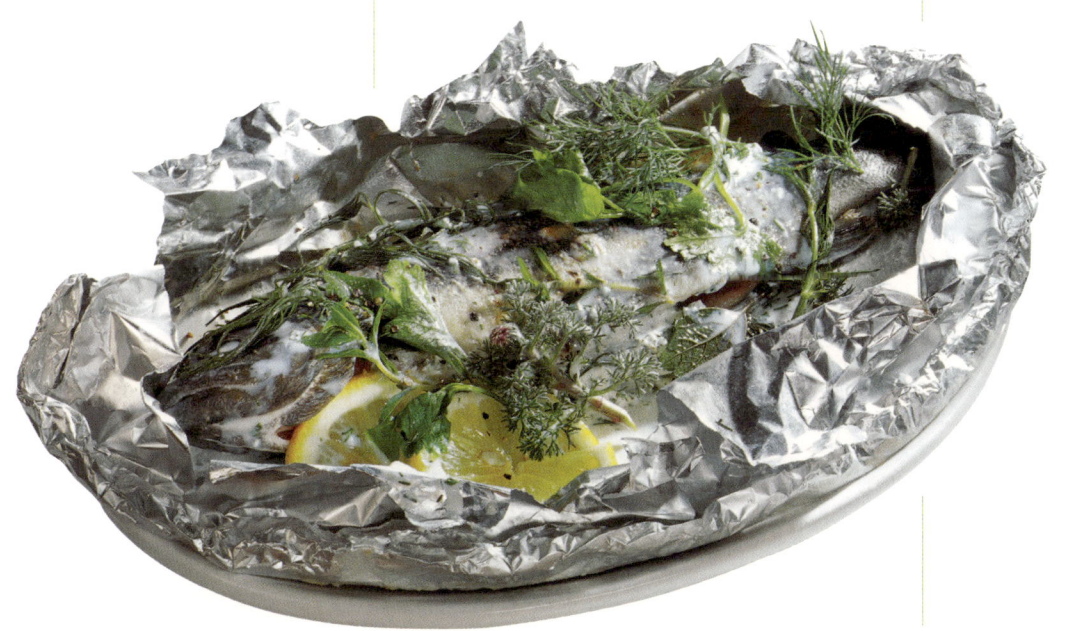

LACHS IN KRESSE-RAHM

4 Scheiben Lachsfilet (à 150 g)

Saft von 1 Zitrone

Salz, Pfeffer

2 Schalotten

2 EL Butter

1 Lorbeerblatt

1/8 l trockener Weißwein

1 Eigelb

1 EL Estragonessig

125 g Sahne

1 Hand voll Brunnenkresse

eventuell 1 TL Dinkelmehl

Hildegard meint vom Lachs, dass er gut als Speise für Gesunde tauge, Kranke aber schwächen würde.

Die Lachsfilets unter kaltem Wasser kurz abwaschen, trockentupfen und mit Zitronensaft beträufelt 15 Minuten ziehen lassen. Den Lachs salzen und pfeffern. ᘍ Schalotten abziehen und fein hacken. In einer Pfanne 1 Esslöffel Butter zerlassen und die Schalotten darin andünsten. ᘍ Lachsfilet in die Pfanne legen und zusammen mit Lorbeerblatt und Weißwein bei milder Hitze etwa 5 bis 10 Minuten garen. Den Fisch herausnehmen und warm stellen. ᘍ Eigelb mit Estragonessig verquirlen, restliche Butter und die Sahne dazugeben und in den Fond einrühren. Kresse waschen, fein schneiden und zugeben. Aufkochen lassen und mit Pfeffer aus der Mühle abschmecken. Lorbeerblatt entfernen. Die Sauce nach Belieben mit in etwas Wasser glatt gerührtem Dinkelmehl andicken. ᘍ Lachsscheiben in die Pfanne geben und 2 Minuten in der Sauce ziehen lassen. ᘍ Dazu schmecken Dillkartoffeln und grüner Salat.

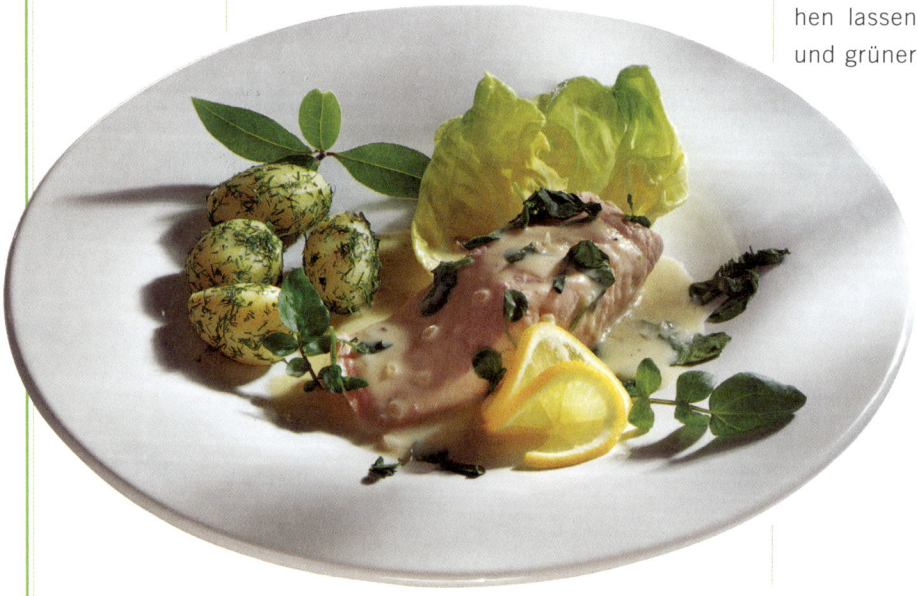

FISCHRAGOUT

400 g Goldbarschfilet

Salz

4 Möhren

200 g Sellerie

4 Tomaten

1 Zwiebel

2 EL Öl

Thymian, Lorbeerblatt

schwarzer Pfeffer

60 ml Weißwein

je 1 EL gehackte Petersilie und Dill

Den Fisch in große Würfel schneiden und salzen. Möhren waschen und schaben, Sellerie schälen. Beide Gemüse klein schneiden. Tomaten mit heißem Wasser überbrühen, häuten und klein schneiden. Zwiebel abziehen und hacken. Öl in einer Pfanne erhitzen und die Zwiebel darin glasig dünsten. Fisch zugeben und 5 Minuten dünsten. Gemüse und Gewürze zugeben. Wein angießen und das Ragout zugedeckt bei sehr schwacher Hitze 30 Minuten garen. Mit gehackter Petersilie und Dill garnieren.

Tipp!
Petersilienkartoffeln oder Vollkornbrot dazu reichen.

POCHIERTER ZANDER

1 Zander (1–1,5 kg), küchenfertig

Salz, Pfeffer

1/2 l trockener Weißwein

2 EL Weinessig, 1 Zwiebel

10 Pfefferkörner

Für die Sauce:

2 EL Dinkelmehl

40 g Butter

je 1 Hand voll Sauerampfer und

Kerbel oder Petersilie

1 Bund Pimpinelle, 2 Bund Dill

125 g Sahne, 2 Eigelbe

Zander waschen, salzen und pfeffern. Einen Sud aus Wein, 1/2 Liter Wasser, Essig, der halbierten Zwiebel und Pfefferkörnern 15 Minuten lang einkochen. Den Zander hineinlegen und 20 bis 30 Minuten zugedeckt ziehen lassen. Herausnehmen, Flossen entfernen und den Fisch häuten und filetieren. Fischstücke auf eine Platte legen und bei 100 °C im Backofen warm stellen. Den Sud abseihen. Aus Dinkelmehl und Butter eine Mehlschwitze herstellen und unter Rühren mit etwas Fischsud aufgießen und durchkochen lassen, bis eine sämige Sauce entstanden ist. Kräuter waschen und hacken. Zusammen mit Sahne und Eigelb in die Sauce rühren. Mit Salz und Pfeffer abschmecken. Den Zander mit der Kräutersauce übergießen und servieren.

Essen Sie mindestens einmal pro Woche Fisch. Er versorgt den Körper mit wertvollem Eiweiß und wichtigen Spurenelementen.

GOLDBARSCH-FILET MIT BASILIKUMSAUCE

4 Goldbarschfilets

Saft von 1 Zitrone

Salz, Pfeffer

3 EL Öl

1 Knoblauchzehe

1 Hand voll Basilikum

1 Hand voll gemischte Kräuter
(Petersilie, Estragon, Kerbel)

1/8 l trockener Weißwein

125 g Sahne

Fisch waschen, trockentupfen, mit Zitronensaft beträufeln (etwas zurückbehalten) und 15 Minuten ziehen lassen. Salzen, pfeffern und mit 2 Esslöffel Öl in eine feuerfeste Form geben. 🌿 Die Knoblauchzehe abziehen und zerdrücken. Kräuter waschen und hacken. Mit Knoblauch, 1 Esslöffel Öl und etwas übrigem Zitronensaft vermischen, auf die Fischfilets streichen und Weißwein angießen. 🌿 Den Fisch im vorgeheizten Backofen bei 220 °C (Umluft 200 °C, Gas Stufe 4–5) etwa 20 Minuten garen. 🌿 Kurz vor dem Ende der Garzeit die Sahne zugießen.

SEEHECHT MIT DILL UND FENCHEL

4 Seehechtscheiben (à 150 g)

Saft von 1 Zitrone

2 Fenchelknollen

2 Zwiebeln

1 Bund Suppengemüse

Salz, Pfeffer

1 Bund Dill

1/4 l trockener Weißwein

2 EL Öl oder Butter

Fisch waschen, trockentupfen, mit Zitronensaft beträufeln und 15 Minuten ziehen lassen. 🌿 Fenchelknollen halbieren, dabei das Wurzelende entfernen, waschen und in Ringe schneiden. Zwiebeln hacken und Suppengemüse grob zerkleinern. 🌿 Alles Gemüse mischen, salzen und pfeffern. Den fein gehackten Dill dazugeben (etwas zum Garnieren zurückbehalten) und mit Weißwein übergießen. 🌿 Das Gemüse in einen vorgewässerten Römertopf geben und die gesalzenen und gepfefferten Fischscheiben darauf legen. Mit etwas Dill bestreuen, Öl zugeben oder mit einigen Butterflöckchen garnieren. 🌿 Den Topf schließen und das Gericht im vorgeheizten Ofen bei 220 °C (Umluft 200 °C, Gas Stufe 4–5) etwa 45 Minuten garen.

HEILBUTT MIT KNOBLAUCH UND MINZE

4 Scheiben Heilbutt (à 150 g)

Salz, Pfeffer

Saft von 1/2 Zitrone

2 Stängel Petersilie

2–3 EL Öl (oder Butter)

2 Knoblauchzehen

10–12 Blättchen Minze

Den Fisch unter kaltem Wasser abwaschen, trockentupfen, salzen und pfeffern. Mit Zitronensaft beträufeln und einige Minuten ziehen lassen. Heilbutt entweder grillen oder in der Pfanne braten. Für beide Zubereitungsarten die Petersilie waschen und hacken. Mit etwas Öl und den abgezogenen und zerdrückten Knoblauchzehen verrühren. Den Fisch zunächst auf einer Seite im heißen Fett braten bzw. grillen. Fisch wenden und mit der Kräuterpaste und den Minzeblättchen belegen. Der Fisch braucht insgesamt etwa 10 Minuten Garzeit. Dazu schmecken Dinkelbrot und Löwenzahnsalat.

Frische Minze ist ein ideales Gewürz für Fleisch- und Fischgerichte. Sie verbreitet köstliches Aroma und beugt Völlegefühl und Magenbeschwerden vor.

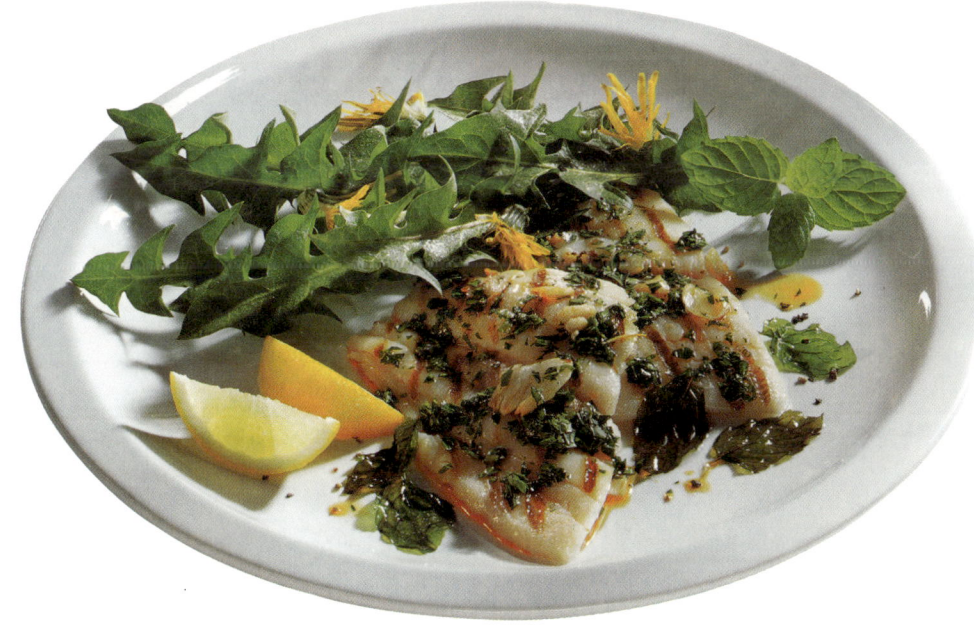

BEILAGEN

Selbst gemachte Teigwaren schmecken viel besser als fertig gekaufte! Sie können als Beilagen aber zu allen Fisch- und Fleischgerichten Kartoffeln anbieten, die Hildegard noch nicht kannte und deshalb nicht erwähnte.

Dinkelklöße oder -knödel verfeinert mit Speck oder Pilzen sind eine kugelrunde Köstlichkeit!

DINKELSEMMEL-KNÖDEL

250 g altbackene Dinkelbrötchen

1/8 l Milch

1 Bund Petersilie

1 kleine Zwiebel

1 EL Butter

2 Eier

Salz, Pfeffer

Dinkelbrötchen in dünne Scheiben schneiden und mit lauwarmer Milch übergießen. 20 Minuten zugedeckt ruhen lassen. 🌿 Petersilie waschen, Zwiebel abziehen und beides hacken. In Butter andünsten und zusammen mit den Eiern unter die Brötchenmasse kneten. Den Teig mit Salz und Pfeffer abschmecken und noch etwas ziehen lassen. 🌿 Mit angefeuchteten Händen aus dem Teig Knödel formen. In siedendem Wasser 20 Minuten gar ziehen lassen.

ÜBERBACKENE GRÜNKERN- SPÄTZLE

2 Eier
100 g Butter
Salz
150 g Grünkernmehl
100 g milder Schafskäse
1 Hand voll gemischte Kräuter
(Schnittlauch, Petersilie, Bertram,
Quendel)

Eier trennen. Eigelb mit der weichen Butter schaumig rühren, salzen. Eiweiß mit 1 Prise Salz zu steifem Eischnee schlagen. Zusammen mit dem Mehl unter die Butter-Eigelb-Mischung rühren. Den Teig 20 Minuten im Kühlschrank ruhen lassen. ❧ Durch einen Spätzlehobel in leicht siedendes Salzwasser drücken. Sobald die Spätzle an der Oberfläche schwimmen (das dauert etwa 3 Minuten), mit einem Schaumlöffel herausnehmen und in eine feuerfeste Form füllen. ❧ Gewürfelten Schafskäse darü-

ber streuen und die Spätzle im vorgeheizten Backofen bei 200 °C (Umluft 180 °C, Gas Stufe 3–4) überbacken, bis der Käse goldbraune Ränder bekommt. ❧ Kräuter waschen und fein hacken. Vor dem Servieren über die Spätzle streuen.

Tipp!
Grünkern ist unreif, »grün« geernteter Dinkel. Er hat einen würzig-aromatischen Rauchgeschmack und enthält viele wertvolle Bioaktivstoffe.

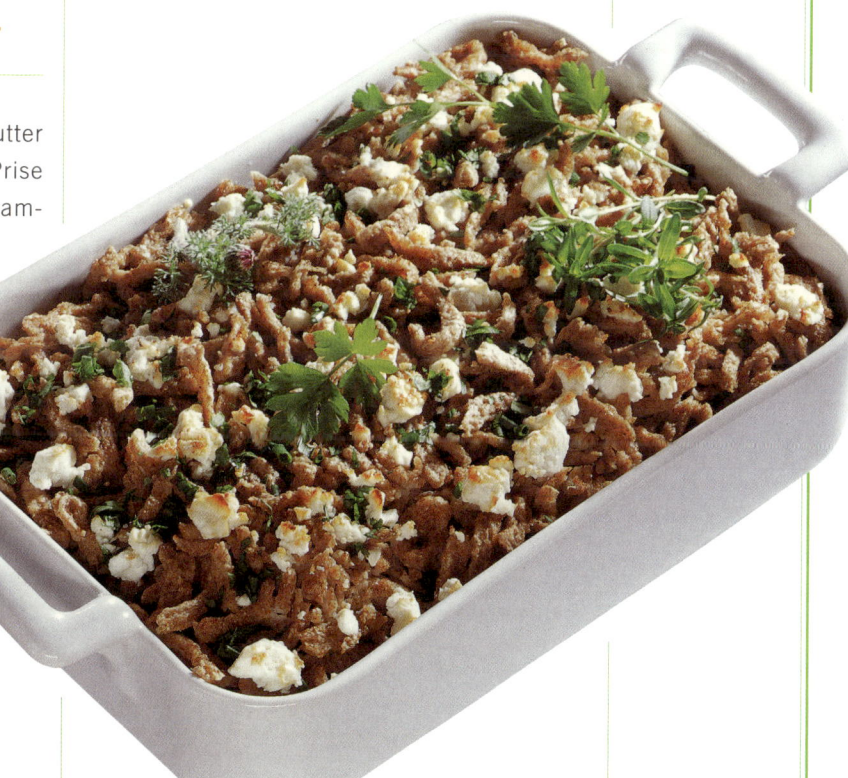

GEBRATENE SALBEI-BLÄTTCHEN

4 frische Salbeistängel
mit je 8–10 Blättchen
4 EL Dinkelmehl
1 Ei
2–3 EL dunkles Bier
2–3 EL Kräuteröl (oder Butter)

Die Salbeistängel mit ihren Blättchen unter kaltem Wasser kurz abspülen und auf Küchenkrepp abtropfen lassen. Das Dinkelmehl mit Ei und dunklem Bier zu einem zähflüssigen Teig verrühren. Salbeizweige darin wenden, kurz abtropfen lassen und in dem erhitzten Kräuteröl knusprig braten. Statt Salbeistängeln können Sie auch zarte Beifußzweige verwenden. Schmeckt gut zu Gebratenem, wie Hähnchenbrust mit Tomatensauce.

Tipp!

Kräuteröl einfach selbst machen: Majoran, Rosmarin, Dill oder Knoblauch 4 bis 6 Wochen in kaltgepresstem Olivenöl, Distel- oder Sonnenblumenöl ziehen lassen. Fertig!

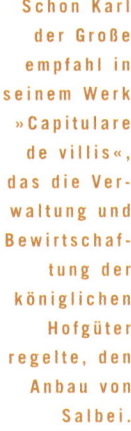

Schon Karl der Große empfahl in seinem Werk »Capitulare de villis«, das die Verwaltung und Bewirtschaftung der königlichen Hofgüter regelte, den Anbau von Salbei.

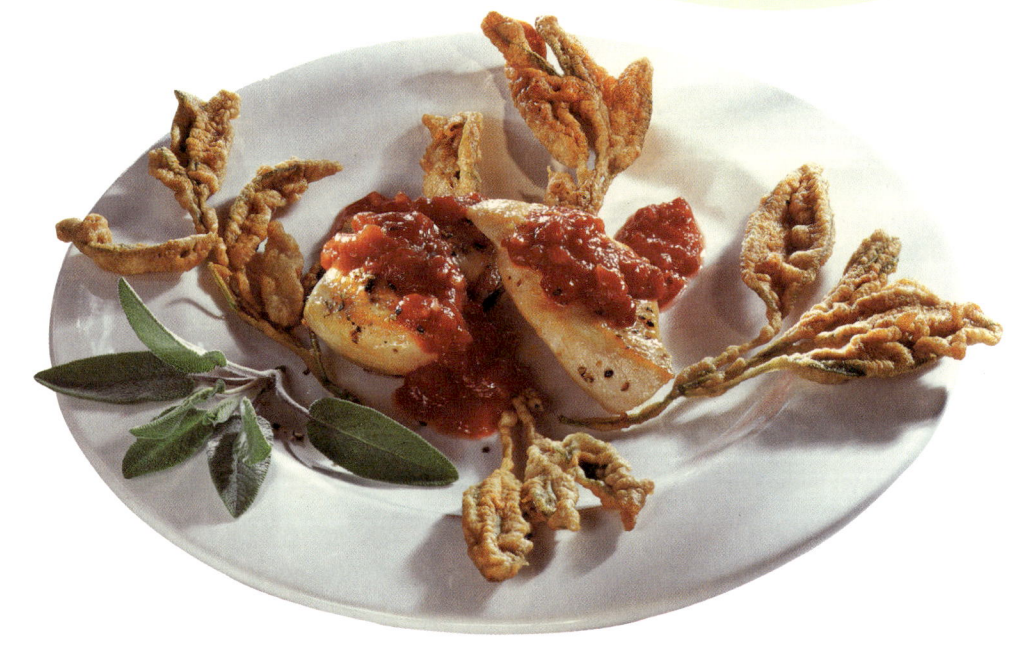

DINKELMEHL-KLÖSSE

250 g Dinkelmehl
1/2 Würfel Hefe
1/8 l Milch
1 EL Butter
2 Eier
1 TL Salz

Das Mehl in eine Schüssel geben und eine Vertiefung hineindrücken. Die Hefe in der lauwarmen Milch auflösen und in die Mehlgrube rühren. Zugedeckt etwa 15 Minuten gehen lassen. Vorteig und Mehl mit zerlassener Butter und Eiern verrühren und den Teig kräftig durchkneten. Zugedeckt an einem warmen Ort 1 Stunde gehen lassen. Teig nochmals kurz kneten. Mit nassen Händen Klöße formen, etwa 10 Minuten gehen lassen. In leicht kochendes Salzwasser legen und ziehen lassen, bis die Klöße an die Oberfläche steigen.

GRÜNKERN-KNÖDEL

4 altbackene Dinkelbrötchen
1/2 l Milch
150 g Grünkernschrot
1 Zwiebel
2 EL Butter
2 Eier
1 Hand voll gemischte Kräuter
1 Msp. Muskatnuss
Salz, Pfeffer
Dinkelmehl zum Wenden

Die Dinkelbrötchen in feine Scheiben schneiden und mit lauwarmer Milch übergießen. Etwa 1/2 Liter Wasser zum Kochen bringen. Den Grünkernschrot einstreuen, aufkochen lassen und bei geringer Hitze ausquellen lassen. Zwiebel abziehen und fein hacken. In der heißen Butter glasig dünsten. Grünkernschrot dazugeben und eingeweichte Brötchen unterrühren. Abkühlen lassen. Nach und nach die Eier dazugeben. Kräuter waschen und fein hacken. Mit Muskat, Salz und Pfeffer unter den Teig rühren. Aus dem Teig Klöße formen, in Dinkelmehl wenden und in siedendem Salzwasser etwa 15 bis 20 Minuten garen.

Hildegard: »Der Dinkel ... ist warm, fett und kräftig ... Und wie auch immer (die Menschen) ihn essen, sei es in Brot, sei es in anderen Speisen, er ist gut und mild.«

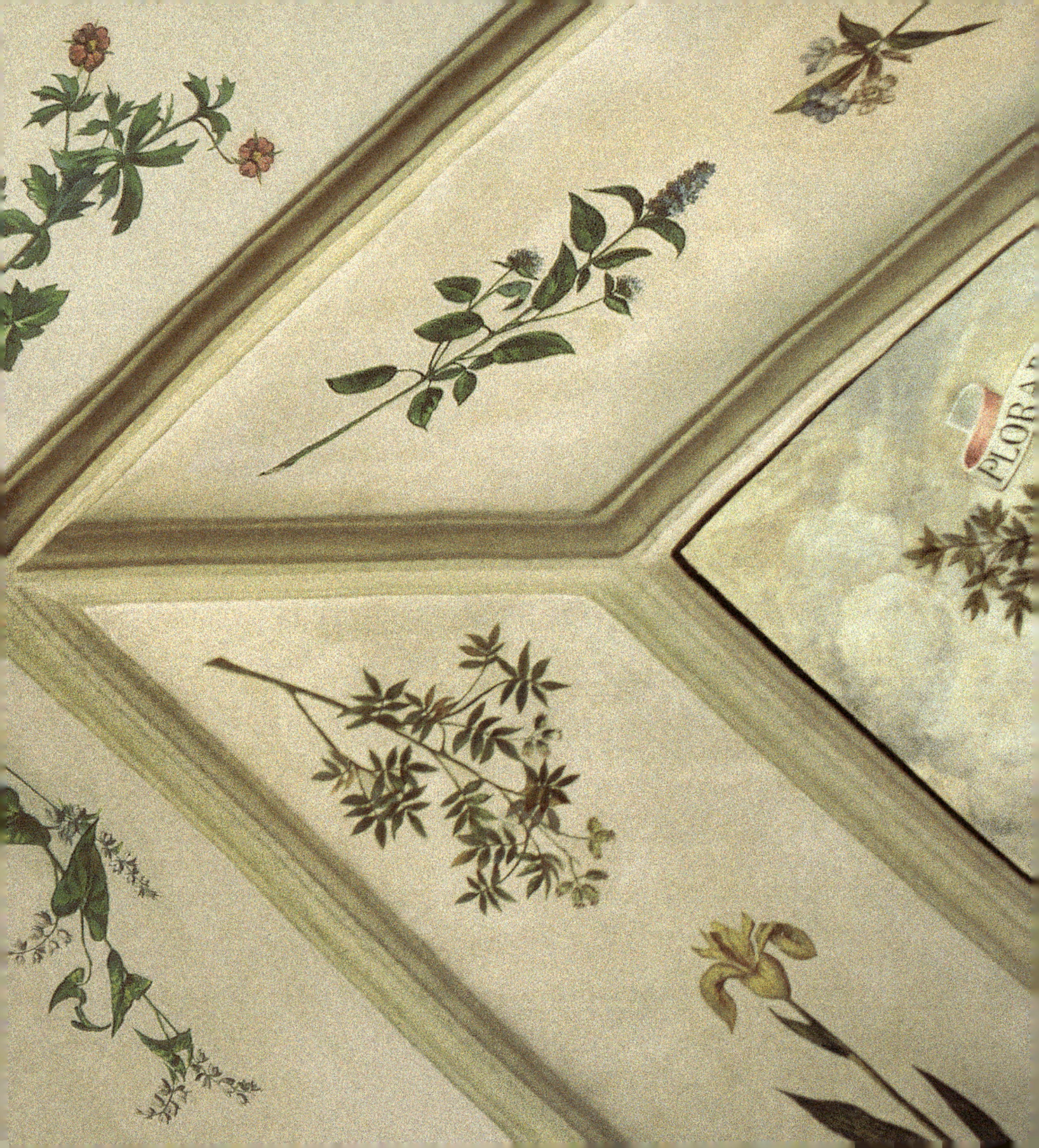

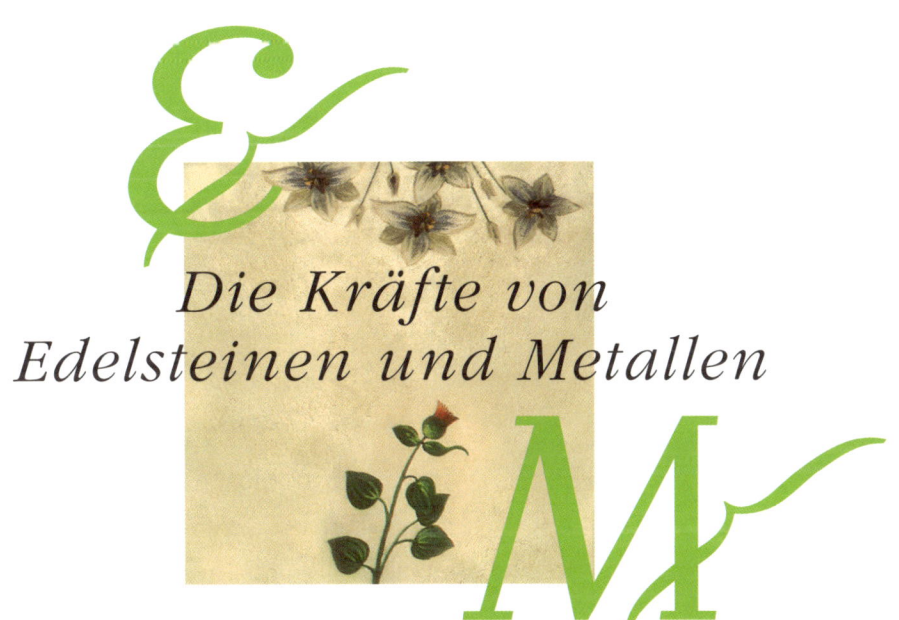

Die Kräfte von Edelsteinen und Metallen

WIE EDELSTEINE UND METALLE HEILEN

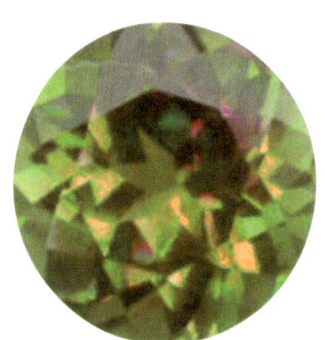

»... so ließ Gott weder die Schönheit noch die Kraft dieser Edelsteine zugrunde gehen, sondern wollte, dass sie auf der Erde seien zu Ehre und Segnung und für die Heilkunst.«

Einst erstrahlten am Gewand des ersten Engels Luzifer alle Edelsteine. Nachdem er sich gegen Gott empörte, wurde zunächst mit seiner Verstoßung auch der Glanz der Edelsteine vernichtet, aber sie sollten weiterhin auf der Erde Gottes Pracht verkünden und als Heilmittel benutzt werden. So berichtet Hildegard in ihrer »Physica«, wo sie die Herkunft von Edelsteinen und Metallen erklärt und deren medizinische Wirksamkeit darstellt.

Edelsteintherapie

Chemisch gesehen sind Edelsteine Mineralien von besonderer Schönheit, mit herausragenden Farben und einzigartigen Eigenschaften. Etwa 3000 Mineralien sind bekannt, davon gelten rund 75 als Edelsteine. Hildegard nutzt Steine zur Behandlung körperlicher und seelischer Erkrankungen. Sie unterscheidet zwei Anwendungsarten:

- innerlich durch Einnahme in Form von Pulvern oder Weinauszügen,
- äußerlich durch Steinauflegen oder Auftragen als Salbe.

Eine der häufigsten Arten, die Heilwirkung der Steine zu nutzen, ist, sie am Körper zu tragen. Dabei ist die Wirkung in der Regel bei direktem Hautkontakt des Steines am stärksten. Hildegard beschreibt beim Chalcedon:

»Und wenn dieser Stein von einem Menschen getragen wird, soll er ihn so bei sich halten, dass er seine Haut berührt, so dass er auch auf eine Ader seines Körpers gelegt ist, und jene Ader und das Blut, welche die Wärme und die Kraft (des Steins) aufnehmen, leiten diese Kräfte an die übrigen Adern und an das übrige Blut weiter.«

Das Steinauflegen auf schmerzende Stellen oder über schmerzenden Organen führt im Prinzip zur gleichen Wirkung wie das Tragen – mit dem Vorteil der zeitgenauen Dosierbarkeit. Für beide Verfahren können Edelsteine je nach Anweisung bearbeitet zu Handschmeichlern, Trommelsteinen (in einer Trommel polierte Rohsteine), Scheiben, Ketten, Anhängern oder unbearbeitet als Rohsteine genutzt werden.

Eine weitere wirkungsvolle Methode ist das Einnehmen oder Anwenden von Steinelixieren. Dabei werden Steine in Wein eingelegt. Den Auszug verwendet man dann als Medizin. Wichtig: Anwendungen mit Alkohol sind für Kinder ungeeignet!

Metallheilkunde

Die Eigenschaften der Metalle variieren beträchtlich. In der »Physica« ordnet Hildegard acht Metallen heilende oder krank machende Wirkungen zu. Messing, Zinn und Blei stuft sie dabei als schädlich für den Menschen ein:

»Das Blei ist kalt und würde dem Menschen schaden, der es auf irgendeine Weise in seinen Körper einführte.«

Gold, Silber, Kupfer, Eisen und Stahl jedoch können heilen und zwar durch innerliche oder äußerliche Anwendung. Sie schildert die Herstellung von Elixieren oder Gebäcken (siehe auch Seite 27 f.: Goldkur) und das einfache Auflegen als unterstützende Kräfte für die Selbstheilungsfähigkeit. Stahl setzt Hildegard gegen Gifte ein, die über Speisen und Getränke aufgenommen werden. Wir können heute versuchen, durch Kochen in Edelstahlgeschirr die vielfältigen Umweltgifte in unserer Nahrung unschädlich zu machen.

»Der Stahl ist sehr warm und ist am stärksten …Und er bezeichnet sozusagen die Göttlichkeit Gottes, daher flieht und meidet ihn auch der Teufel.«

Für Hildegard sind Edelsteine und Metalle ein Geschenk Gottes, mit dem sich Gutes tun und Leid lindern lässt. Bevor Sie sich zu einer Behandlung damit entschließen, konsultieren Sie einen Arzt oder Heilpraktiker, denn Edelstein- und Metalltherapie sollten immer nur unterstützende, nie einzige Heilmaßnahme sein.

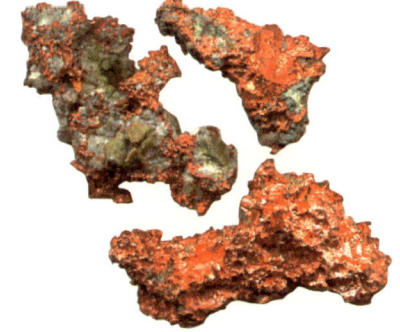

Kupfer kann laut Hildegard Mensch und Tier heilen. Es wirkt gegen Fieber, Gicht oder Tierhusten.

DIE WIRKUNG VON HEILSTEINEN UND METALLEN NACH HILDEGARD

Edelstein/Metall	Wirkung	Anwendung
Achat	Erhöht Feinfühligkeit, Geschick, Redegewandtheit und Klugheit	Eine Achatscheibe oder einen Achattrommelstein als Anhänger oder eine Achatkette auf der bloßen Haut tragen.
Amethyst	1. Flecken im Gesicht, Hautunreinheiten	1. Trommelstein oder Kristall mit Speichel befeuchten und damit über die Flecken streichen und/oder den Amethyst über ausreichend kochendes Wasser halten, bis er beschlägt. Dann den Stein in dieses Wasser legen, abkühlen lassen und zum Waschen verwenden.
	2. Schwellungen nach Schlag, Stoß oder bei Insektenstichen	2. Mit speichelfeuchtem Stein bis zu 30 Minuten über die betroffene Stelle streichen.
Carneol	Nasenbluten	Scheibe oder Trommelstein in ein Glas handwarmen Wein geben, in kleinen Schlucken trinken.
Chalcedon (lichtblau–hellgrün)	1. Allgemeiner Schwäche-zustand, Jähzorn, unter-stützt die Genesungsphase	1. Chalcedon als Armband, Kette oder Anhänger direkt auf der bloßen Haut tragen.
	2. Hilfe bei Sprachfehlern, Verbesserung der Ausdrucksfähigkeit	2. Scheibe oder Trommelstein anhauchen. Den so entstan-denen Beschlag ablecken, mehrmals täglich wiederholen.
Chrysolith	1. Herzschmerzen	1. Trommelstein in Olivenöl tauchen und auf der schmerzenden Stelle verreiben. Wichtig: Tritt bei neuen oder unbekannten Herzschmerzen innerhalb von 5 Minuten keine Besserung ein, sollte der nächste Arzt aufgesucht werden.
	2. Steigerung der Aufnahme- und Konzentrationsfähigkeit, der Kunstfertigkeit und der Geschicklichkeit	2. Kette, Anhänger oder Armband auf bloßer Haut tragen.

Edelstein/Metall	Wirkung	Anwendung
Chrysopras	1. Gicht	1. Eine Chrysopras-Scheibe mit einer Binde über Nacht auf der schmerzenden Stelle befestigen.
	2. Jähzorn, Streitsucht, Wutanfall	2. Scheibe oder Trommelstein auf den Hals legen, bis er warm wird, erst dann reden.
Diamant	1. Hilfe bei Fastenkuren, Appetitzügler, Jähzorn	1. Tagsüber einen Rohdiamanten, außer zu den Mahlzeiten, im Mund behalten.
	2. Gicht, Rekonvaleszenz nach Schlaganfall	2. Rohdiamant in 1 Glas Wasser oder schwachen Wein einlegen und 1 Tag »ziehen« lassen, dann trinken. Die Behandlung so lange wiederholen, bis eine deutliche Erleichterung spürbar ist.
Jaspis	1. Schwerhörigkeit, Rekonvaleszenz nach Gehörsturz	1. Jaspis-Olive (mit Lochbohrung, daran einen Faden befestigen, damit der Stein wieder aus dem Ohr entfernt werden kann) anhauchen, nachdem sie sich beschlagen hat, vorsichtig in den Gehörgang einführen und diesen mit Watte verschließen. Wichtig: Niemals eine akute Ohrenentzündung damit behandeln.
	2. Schnupfen, Katarrh	2. Jaspis-Olive (siehe 1.) anhauchen, bis sie sich erwärmt hat, dann den Stein vorsichtig in die Nase einführen und entsprechendes Nasenloch mit dem Daumen verschließen, dabei nicht den Stein gegen die Nasenwände pressen. Kurz im Nasenloch lassen.
	3. Herzschmerz, Herzrhythmusstörungen, Gicht, Schmerzen durch Stau von Lymphflüssigkeiten	3. Scheibe oder Trommelstein auf die betroffene Stelle drücken und Erwärmung abwarten. Stein 5 x hintereinander wegnehmen, abkühlen lassen, dann wieder auflegen. Diese Prozedur 3 x über den Tag verteilt wiederholen.
	4. Albträume, Schlafstörungen	4. Scheibe oder Stein über Nacht mit Pflaster am Körper fixieren, später nur noch beim Einschlafen in der Hand halten.
Onyx	1. Sehschwäche	1. 1/8 l Wein in ein Edelstahlgefäß geben. Den Trommelstein 15 oder 30 Tage darin liegen lassen. Stein entfernen. Den Wein vor dem Zubettgehen mit einer Pipette auf das geschlossene Auge träufeln und mit dem Finger verstreichen. Wichtig: Niemals mit den Händen in den Wein fassen, sondern immer eine Pipette verwenden, um Verunreinigungen zu vermeiden.

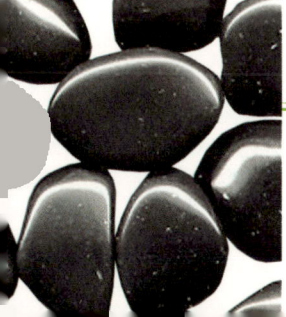

Der Onyx hilft bei Magenschmerzen und anderen Beschwerden.

Edelstein/Metall	Wirkung	Anwendung
	2. Magenschmerzen, leichte Gastritis, Sodbrennen, Herzschmerz; Fieber	2. 1 Eigelb, 2 EL Dinkelmehl, 1 Prise Salz gut vermengen. Für einen Teller Suppe in einem Edelstahltopf 300 ml Wein erwärmen. Den in der Hand erwärmten Onyx darüber halten und beschlagen lassen, dann in den Topf legen und aufkochen. Teigmischung einrühren und vor dem Essen den Stein entfernen. Bei starkem, lang anhaltendem Fieber den Wein durch Essig, in dem 5 Tage lang ein Onyx eingelegt wurde, ersetzen.
	3. Depression und Traurigkeit	3. Stein für 5 bis 10 Minuten betrachten, Gedanken nur auf den Stein konzentrieren, anschließend sofort in den Mund nehmen und dort behalten, solange es als angenehm empfunden wird.
Prasem	Prellung, Bluterguss durch Sturz, Schlag oder Fall	5 EL Fett (nach Möglichkeit von Schaf oder Ziege) mit 10 g Salbei und der gleichen Menge Rainfarn mischen. Prasem dazugeben und an der Sonne erwärmen. Salbe auftragen und Prasem dort fixieren, bis die Salbe eingezogen ist. Mehrmals täglich anwenden.
Rubin	Kopfschmerz	Rubin 1 bis 2 x täglich auf den Scheitel legen, bis eine Erwärmung spürbar ist, dann sofort entfernen. Wenn keine Erwärmung eintritt, Stein nach 45 Minuten entfernen.
Saphir	1. Verbesserung von Verstand und Erkenntnisfähigkeit, Magenschwäche und –beschwerden 2. Konzentrationsmangel, Lernprobleme	1. Nach dem Aufstehen Trommelstein, Scheibe oder Kristall etwa 1/2 Stunde im Mund erwärmen. 1/2 l Wein in einem Edelstahltopf erwärmen, Stein in den Weindampf halten, dann den beschlagenen Stein ablecken. Mehrmals wiederholen. 2. Mehrmals täglich, zumindest vor dem Essen, mit dem Saphir über die Zunge streichen.
Smaragd	1. Herz- und Magenschmerzen, Verbesserung des allgemeinen Gesundheitszustands 2. Kopfschmerzen	1. Kette, Kristall oder Scheibe auf bloßer Haut tragen. 2. Stein anhauchen, bis er beschlägt, damit über Schläfe und Stirn streichen, mehrmals wiederholen. Anschließend Stein 1 knappe Stunde lang im Mund behalten.

O

P

R

S

Edelstein/Metall	Wirkung	Anwendung
Topas	Sehschwäche	Edeltopas-Kristall für 3 Tage in 1 Glas Wein einlegen. Stein entfernen. Abends mit dem zuvor in den Wein einge-tauchten Topas die geschlossenen Augen mehrmals bestrei-chen. Für 5 Tage anwenden, dann neuen Wein ansetzen.
Eisen	Magenschmerzen	Eisenblech erwärmen, auf den Magen legen (Vorsicht, nicht zu heiß!), wirken lassen, mehrmals wiederholen.
Gold	Gicht, Arthritis, Arthrose, Rheuma, Verbesserung des allgemeinen Gesund-heitszustands	1/2 Hand voll Dinkel- oder Weizenmehl und 1/2–1 g Goldpulver mit Wasser zu einem Teig verrühren, diesen Teig morgens essen. Am zweiten Tag erneut diesen Teig zubereiten, backen (180 °C) und morgens auf nüchternen Magen essen.
Kupfer	1. Fieberhafte Zustände, Teilnahmslosigkeit, Brechreiz 2. Gicht	1. Reines Kupfer (30 g) mit 1/2 l reinen Wein in einem Edel-stahltopf aufkochen lassen und leicht reduzieren. Den Wein abfüllen und über 9 Tage verteilt jeweils vor dem Essen auf nüchternen Magen trinken. 2. Reines Kupfer (100 g) 3 x zum Glühen bringen, dann in 1 l Wein geben. Wein verschließen und abkühlen lassen, danach das Kupfer entfernen. 1 x täglich 1 kleines Glas zu sich nehmen.
Silber	Säfteüberfluss, gesteigerter Speichelfluss, Husten mit häufigem, nassem Auswurf	Feinsilber (kleine Münze oder Barren) am besten von einem Goldschmied im Schmelztiegel verflüssigen lassen und glühend in ein Glas Wein gießen, bis dieser handwarm ist und trinken. Einnahme vor dem Einschlafen.

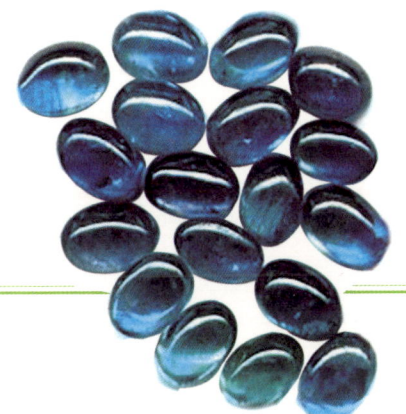

Der Saphir hilft
bei Konzentrations-
mangel und
Lernproblemen.

QUELLEN

Hildegard von Bingen: SCIVIAS –
    Wisse die Wege. Pattloch 1991
Hildegard von Bingen: LIBER DIVINO-
    RUM OPERUM – Das Buch vom
    Wirken Gottes. Pattloch 1998
Hildegard von Bingen: PHYSICA –
    Naturkunde. Pattloch 1990
Hildegard von Bingen: CAUSA ET
    CURAE – Heilkunde. Pattloch 1989

R E Z E P T - R E G I S T E R

Alle Rezepte sind für vier Personen bestimmt, Ausnahmen: Hähnchenbrust Seite 136 und Forellenfilet Seite 140 – jeweils für 2 Personen.

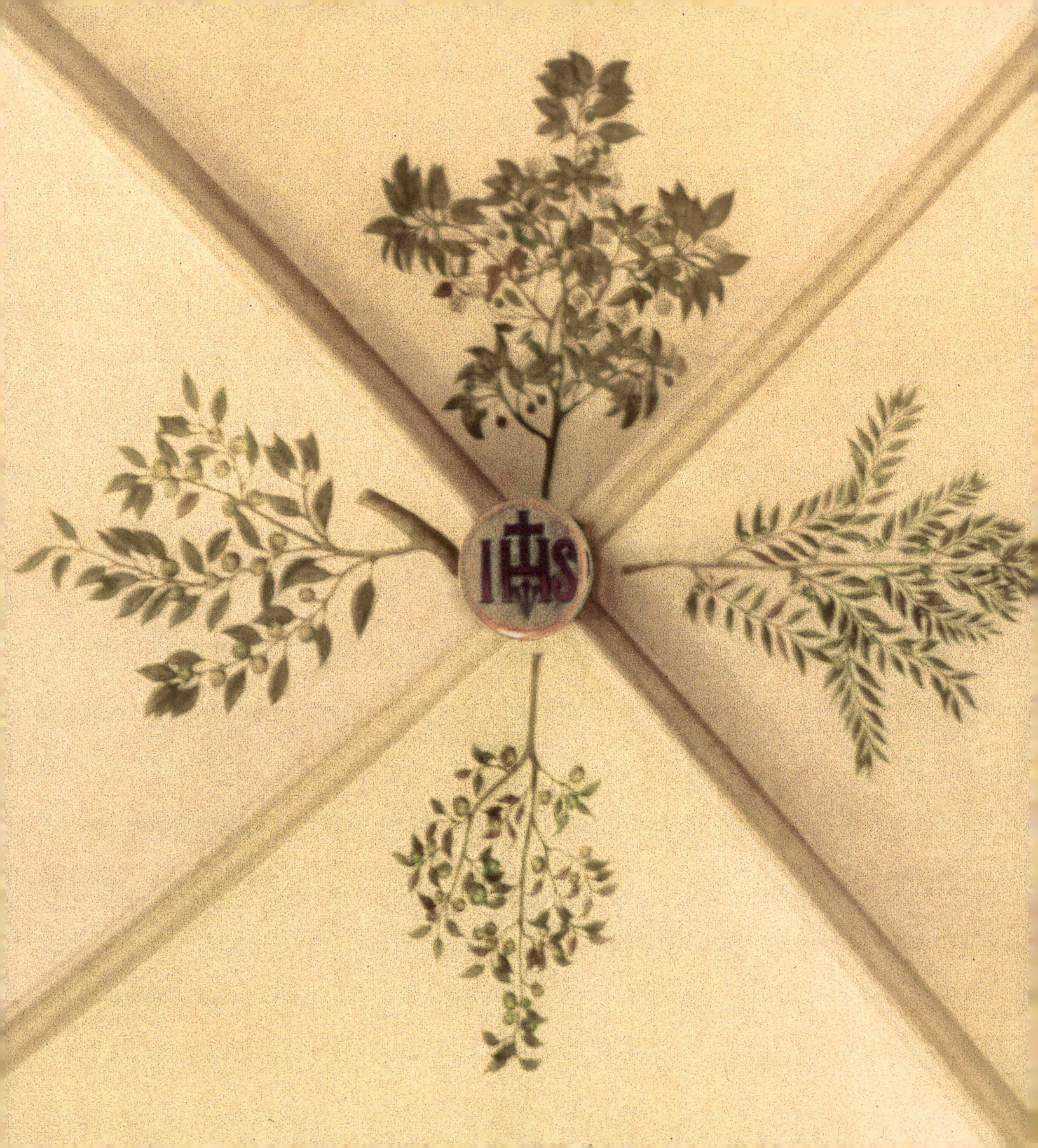